인지장애 최선의 치료

~ 코노치료법에 따른 왕도처방 ~

저

코노 카즈히코

나고야포레스트클리닉 원장

군자출판사

인지장애 최선의 치료
코노치료법에 따른 왕도처방

첫째판 1쇄 인쇄 | 2018년 1월 10일
첫째판 1쇄 발행 | 2018년 1월 20일

지 은 이	코노 카즈히코
옮 긴 이	조기호, 권승원
발 행 인	장주연
출 판 기 획	조은희
편집디자인	박은정
표지디자인	김재욱
발 행 처	군자출판사(주)

등록 제 4-139호(1991. 6. 24)
본사 (10881) **파주출판단지** 경기도 파주시 회동길 338(서패동 474-1)
전화 (031) 943-1888   팩스 (031) 955-9545
홈페이지 | www.koonja.co.kr

* 파본은 교환하여 드립니다.
* 검인은 저자와의 합의 하에 생략합니다.

ISBN 979-11-5955-257-1

정가 28,000원

| 역자 소개 |

조기호

경희대학교한방병원 뇌중풍센터(순환・신경전공) 교수로 재직하면서 파킨슨병을 비롯한 퇴행성 뇌신경질환을 전문으로 하고 있다. 『뇌신경질환의 한방치료』 등 40권 가까운 번역서를 내었으며, 『뇌중풍 치료와 재발 억제 전략』 등의 다수 저서를 가지고 있다.

권승원

경희대학교한방병원 뇌중풍센터(순환・신경전공) 조교수로 재직하며 뇌졸중, 파킨슨병, 하지불안증후군 등의 뇌신경질환을 전문으로 하고 있다. 『뇌신경질환의 한방치료』 등의 여러 번역서를 내었으며, 『KCD 한의임상을 위한 한방내과 진찰진단 치료가이드』를 편저서로 출간했다.

정신의학에서는 조현병이, 신경내과학에서는 파킨슨병이 각각 치료의 역사가 깁니다. 그렇다면 인지장애는 어떠할까요? 13년 전부터 일본에서는 인지장애 요양보험이 도입되어 전문의가 아닌 일반 의사들도 소견서를 쓰게 되었습니다. 그 과정에서 일반 의사들도 개정판 하세가와식 점수나 간이정신상태 검사(MMSE; mini mental state examination)라는 기억검사를 실시하게 됨으로써 '인지장애는 과연 어떠한 질환일까?'라는 생각을 해보곤 하지 않을까 생각합니다.

같은 시기에 아리셉트(성분명: 도네페질)라는 약을 일본 최초로 인지장애 중핵증상(기억, 지남력, 판단력 장애 등)에 효과를 기대할 수 있는 약으로 처방할 수 있게 되었습니다. 인지장애가 드디어 본격적으로 의료의 무대 위로 올라오게 된 것은 새삼 여기서 설명할 것까지도 없습니다만, 저는 31년 의사생활 중 29년간 수많은 인지장애환자를 보아 왔으며, 이 가운데 최근 22년간은 외래진료를 통해 인지장애를 마주하고 있습니다. 부언하자면 아리셉트가 없었던 시절에도 뭔가 처방하여 가족들에게 기쁨을 선사하였던 것이지요.

이 뭔가라는 것이 대체 어떠한 약일지 아시겠습니까? 바로 향정신약(제가 억제계라고 부르는 약)입니다. 대표적인 약이 티아프리드이며, 많은 가족들에게서 '돌보기 훨씬 편해 졌습니다'라는 평가를 받았습니다. 인지장애의 증상은 중핵증상과 주변증상으로 나뉘어집니다만, 현 시점에서 유효한 약은 주변증상에 대한 약(환청이나 망상을 없애는 작용) 밖에 없습니다. 그렇다하더라도 훌륭한 치료로 인정받고 있습니다.

아리셉트 등장 이후 인지장애는 중핵증상을 치료할 수 있게 되었고 이것을 〈본격적 치료〉라고 부르며 의학계는 떠들썩해졌습니다. 나아가 알츠하이머형 인지장애 정복은 암 정복보다 빠를 것이라며 흥분의 도가니에 빠졌죠.

하지만 아리셉트 시판 후 1개월 사이 200명에게 처방하였던 저는 아리셉트에 숨겨져 있던 성가신 부작용에 이맛살을 찡그렸습니다. 환자들이 화만 잔뜩내게 된 것입니다.

뇌 속에는 여러 가지 신경전달물질이 있으며, 이들은 제각각 균형을 유지하고 있습니다. 이러한 상황에서 기억에 관여하는 아세틸콜린만을 늘리도록 설계된 아리셉트가 환자의 뇌를 부자연스러운 상태로 만든다는 사실은 지금 생각해 봐도 당연한 일입니다. 갈란타민이나 리바스티그민패취(이하 리바스티그민으로 약칭 함), 메만틴의 등장을 계기로 저는 이런 점에 신경쓰게 되었습니다.

특히 갈란타민은 자연계에 존재하고 있는 화학구조물이기 때문에 다양한 신경전달물질을 증가시키는 작용이 있습니다. 리바스티그민, 메만틴도 마찬가지입니다. 이 세 성분은 역으로 도파민을 흔듦으로써 아리셉트에서 나타나지 않는 부작용(졸림)을 일으키지만, 모두 환자에게 적합한 용량을 선택하면 큰 문제는 없습니다.

아리셉트 복용 후 화만 내는 환자를 보고, 저는 이미 아리셉트의 부작용인 것을 알고 있지만, 13년이 지난 지금도 이 증상은 인지장애가 진행하여 나타난 것이라고 생각하는 의사들이 있는 듯합니다. 중핵증상 개선약(앞으로 중핵약으로 간략히 말함) 네가지 성분을 모두 쓸 수 있다는 것 자체는 좋은 일이지만, 아직 대부분의 의사들이 능숙하게 사용하는 방법을 모릅니다. 네 성분 모두 현재 설정되어 있는 〈증량규정〉을 어느 정도 준수해야만 하는 것인지에 대한 의문의 목소리가 넘쳐나고 있습니다. 하루 빨리 의료 현장에 하나의 회답을 내어내야만 합니다.

결국 제가 환자 가족들로부터 압도적인 지지를 받을 수 있게 했던 '가족을

편안하게 해주는' 처방은 어떻게 하는 것일까, 모처럼 개발된 중핵약의 장점을 최대한 뽑아내기 위해서 어떠한 처방전을 내면 좋을까, 억제계약은 미국에서는 환자의 생명 예후를 단축시킨다는 등의 경고가 나오고 있는데 계속 처방을 하여도 좋은가, 등등의 모든 의문에 명쾌하게 답을 드리기 위해 이 책을 내게 되었습니다.

인지장애 환자가 급증하여 이미 이른바 전문의만으로 진료를 전부 소화할 수 없는 상태가 되었습니다. 제가 2007년부터 인터넷에서 소개하여 온 인지장애 약물요법 매뉴얼은 인지장애에 익숙하지 않은 1차 진료의사가 대략적으로 인지장애의 병형을 감별하고 환자의 성격, 체질에 맞춘 처방을 곧장 할 수 있도록 도와드리기 위한 자료입니다. 중핵약이야말로 인지장애 치료의 왕도라는 생각 그 자체가 잘못된 것입니다. 가족들에게 좋은 평가를 받은 처방이야말로 왕도라고 확신하고 있습니다.

2013년 5월
코노 카즈히코

2017년 9월 3일 한국 행정안전부는 만 65세 이상 인구가 전체의 14.02% 를 기록하여 한국이 고령사회에 진입하였다고 발표하였습니다. 유엔은 전체 인구에서 만 65세 이상이 7% 이상이면 고령화 사회라고 규정하는데, 한국 은 2000년이었습니다. 이와 같은 인구분포의 변화는 지금까지 겪어보지 못 한 사회 환경으로 이에 따른 질병구조의 변화도 직면하게 됩니다. 고령화에 따라 인간은 척추관절의 변형, 혈관의 노화를 피할 수 없으며, 암 또한 흔히 겪는 질환으로 인식되고 있습니다. 이들 질환들은 예방이나 치료개념으로 어느 정도 가역적인 반응을 기대할 수 있습니다. 그러나 노화에 따른 뇌의 진행은 비가역적일 뿐만 아니라 콘트롤할 수 없는 너무 다양한 요인(factor) 때문에 가장 큰 문제로 등장하고 있습니다. 여기의 중심질환에 인지장애라 는 치매가 있으며, 미국인들의 3대 사망원인 질병인 심장질환, 암, 치매 가 운데 가장 비용이 많이 드는 병은 치매로 나타나고 있습니다. 그래서 미국, 일본 같은 선진국에서는 21세기는 뇌정복의 시대라고 선언하면서 수수께끼 에 가려져 있는 뇌 문제에 집중하고 있습니다. 한국도 '생의 마지막 5년'에 들어가는 비용에서 치매환자가 차지하는 비중이 갈수록 높아져 가기 때문에 국가적 차원에서 대응하고 있습니다. 그러나 한국의료에서 아쉬운 것은 그 동안 경험축적이 있는 전통의학의 개입할 여지가 거의 없다는 것입니다. 건 강 보장성 강화에도 치매에 대한 한의치료가 완전 배제되어 경험과 과학의 결합으로 거듭나는 일본, 중국의 한약치료 실정을 도입할 필요성이 있게 되 었습니다. 일본은 만 65세 이상 비율이 20퍼센트를 넘는 초고령사회에 들어 가 한국인들이 겪지 않은 노화로 인한 뇌질환에 대한 많은 데이터를 제공해 주고 있습니다. 이 가운데 지난 30년간 오로지 치매 (인지장애) 환자만을 보 아 온 고노 카즈히코 원장이 펴낸 책을 한국에 번역 소개하기에 이르렀습니다. 그는 오로지 처음 겪는 환자에게 정밀한 관찰을 통하여 약물의 반응을 검증하였으며, 이 결과에서 얻은 교훈을 통하여 약물 부작용이 엄청나게 많다는 사실, 그리고 이를 보완하거나 대체하는 약물로서 한약물도 중요하게 생각하는 것을 배우게 되었습니다.

그의 책은 가이드라인이나 대단위 임상연구의 결과에서 도출된 것이 아니라 본인의 경험에 입각한 철저한 의료현장보고라는 점에서 경청할 만 하다고 하겠습니다. 실제 사용한 약물처방과 환자의 모습을 볼 수 있는 책으로 다른 그 어느 문헌보다도 도움이 될 것으로 생각합니다.

본서는 나의 제자이면서 같은 교실에 근무하는 권승원 조교수와 같이 번역하였으며, 나는 본문 번역에, 권승원 교수는 약물과 진단부분의 번역을 각각 분담하였습니다. 또한 차숙화 주임간호사를 비롯한 의국원들이 초독하여 교정하는데 많은 도움을 주었습니다.

2018년 1월

역자대표 조 기 호

| 목 차 |

| 목 차 |

3 감별진단의 철칙... 41

4 병형별 진단과 대책... 44

병명
- ATD, 알츠하이머형 인지장애 (Alzheimer type dementia)
- VD, 뇌혈관성 인지장애 (vascular dementia)
- DLB, 루이소체형 인지장애 (dementia with Lewy bodies)
- PD, 파킨슨병 (Parkinson's disease)
- FTD, 전두측두형 인지장애 (frontotemporal dementia)
- FTLD, 전두측두엽변성증 (frontotemporal lobal degeneration)
- SD, 의미성 인지장애 (semantic dementia)
- SD-NFT, 신경원섬유변화형 노년기 인지장애
  (senile dementia of the neurofibrillary tangle type)
- PNFA, 진행성 비유창성 실어증 (progressive nonfluent aphasia)
- CBD, (대뇌) 피질기저핵변성증 (corticobasal degeneration)
- NPH, 정상압수두증 (normal pressure hydrocephalus)
- AGD, 은친화과립성 인지장애 (argyrophilic grain dementia)
- DNTC, 석회화를 동반한 미만성 신경원섬유변화병
  (diffuse neurofibrillary tangles with calcification)
- MCI, 경도인지기능장애 (mild cognitive impairment)
- TGA, 일과성 완전기억상실 (transient global amnesia)

물질명
- Ach, 아세틸콜린 (acetylcholine)
- DOA, 도파민 (dopamine)

증상명
- BPSD, 이상행동 (behavioral and psychological symptoms of dementia)
- RBD, REM 수면행동장애 (REM sleep behavior disorder)
- RLS, 하지불안증후군 (restless leg syndrome)

검사명
- HDS-R, 개정 하세가와식 점수 (Hasegawa's Dementia Scale revision)
- CDT, 시계그리기검사 (the clock drawing test)
- MMSE, 간이정신지능검사 (Mini-Mental State examination)

약제명
- SNRI, 세로토닌 노르아드레날린 재흡수 억제제
  (serotonin & noreepinephrine reuptake inhibitors)
- SSRI, 선택적 세로토닌 재흡수 억제제
  (selective serotonin reuptake inhibtors)
- NaSSA, 노르아드레날린 작용성 특이적 세로토닌 작용성 항우울제
  (noradrenergic and specific serotonergic antidepressant)

1 서 론

A 인지장애에 대한 잘못된 인식

대형서점에 가보면 넘쳐나는 인지장애 관련 의학 서적에 놀라움을 금치 못합니다. 이러함에도 불구하고 왜 의사들은 인지장애를 제대로 개선시키지 못하고 있는 것일까요?

대부분의 인지장애는 변성질환, 즉 신경세포가 점점 줄어드는 질환입니다. 그러나 임상적으로 호전시킬 수 있다는 것은 무슨 얘기일까요? 이러한 문제에 대해 증명한다는 것은 쉽지 않은 일이나, 장애부위 이외에서 가소성이 일어난다든지, 뉴런이 새롭게 난다든지, 집중이 불가능하였던 뇌 기능이 통합되든지 하여 개선되는 것이겠지요.

나이가 들면 젊은 사람과는 달리 남은 세월이 짧기 때문에 10년이라도 뇌 기능을 개선시킨 상태로 유지할 수 있다면 이것은 임상적으로 완치라고 말할 수 있다고 생각합니다. 인지장애는 나을 수 없다고 단언하기 전에 이 책에서 제시할 극적으로 개선시킨 증례들을 한 번 봐 주십시오. 병리학적으로 말기라 하더라도 임상적으로는 크게 희망을 가질 만 한 분야입니다. 임상의가 병리학의 노예가 되어서는 안 됩니다.

제가 지금까지 출판한 의학서를 읽고, 많은 의사들이 '무릎을 쳤다'고 한 이유를 가르쳐드리고자 합니다. 그런데, 사실 저는 왜 무릎을 쳤다고 하는지 잘 모릅니다. 저는 당연하다고 생각하고 있는데 세간에서는 왜 제 방법을 참신하다고, 획기적이라고 생각하는 것일까요? 그것은 지금까지 일반 의사들에게 올바른 정보가 부족하였던 것이 원인이 아닐까요?

1. 의사는 보호자의 수고를 모른다

일반 의사들은 학회, 제약회사의 영업마케팅, 의학서로부터 정보를 얻습니다. 저는 인지장애 환자 그 자체, 보호자(가족), 케어 담당자, 요양 시설 직원들로부터만 정보를 얻을 뿐, 의학서 따위는 거의 거들떠보지 않습니다. 이것이 고객만족도가 높은 처방술로 연결되고 있습니다.

나고야 포레스트 클리닉의 캐치 프레이즈는 "평안, 신뢰, 희망"입니다. 인지장애의 세계에서는 평안(환자, 가족의 마음을 지탱합니다), 신뢰(부작용을 내지 않습니다), 희망(치료를 포기하지 않습니다)이 필요합니다.

2. 의사는 약으로 인지장애를 개선할 수 있다고 생각하지 않는다

인지장애 분야에서는 진단에 중점을 두고 비약물요법 얘기가 미담으로 주목받고 있습니다. 비약물요법은 많은 수고로움이 동원되어야 하며, 더구나 그 효과는 미미할 뿐입니다. 중핵증상약(특히 아리셉트)만을 처방하여 환자가 부작용으로 화만 내게 된 결과, 애꿎은 보호자를 고생시키고 있는 의사가 제 아무리 비약물요법이라는 듣기 좋은 말을 하더라도 이것은 주객전도도 유만부동이 아닙니다.

중요한 것은 의사가 자신이 한 처방으로 가족에게 폐를 끼쳐서는 안 된다는 사실, 가능한 한 약만으로 극적으로 개선시키고, 간병이 즐겁게 되도록 해야 한다는 것입니다. 약물요법은 비인간적이며, 비약물요법은 인간적이라고 생각하는 사람들은 약으로 환자를 개선시킨 경험이 없고, 또한 긴병으로 고생한 경험이 없기 때문에 그런 주장을 하는 것입니다.

약으로 부작용이 생긴 것은 약 때문이 아니라 의사 탓입니다. 인지장애는 의료의 대상이 아니라 복지의 대상이라고 생각하게 된 배경에는 의사가 낫게 할 수 없다는 자포자기가 있습니다. 이 책에 나온 대로 처방한다면 개선율이 압도적으로 높아질 것이며, 이렇게 된다면 의사가 인지장애 분야에서 주역으로 등장할 수 있게 됩니다.

3. 인지장애 약은 규정대로 처방해서는 안 된다

약의 사용규정은 환자의 평균적인 복용방법만을 적어둔 것으로, 모든 환자에게 일률적으로 적용되어서는 안 될 뿐만 아니라 오히려 규정을 너무 지키면 심각한 부작용만 생길 우려가 있습니다.

약의 사용규정은 의사가 정확하게 인지장애를 진단하고 질병형태를 감별할 수 있다는 전제하에 정해진 것입니다. 대부분의 의사들은 정확하게 진단할 수 없다는 사실을 보건복지부에서는 모르는 것 같습니다. 약의 사용규정은 의사를 인지장애 진료영역에서 멀어지게 하는 냉혹한 규정이며, 상황에 맞게 환자를 지키기 위해서는 따르지 않는 편이 좋은 경우도 적지 않습니다.

사용규정에 아무리 장점이 있다 하더라도 심한 부작용을 호소하는 환자가 있다면 '의사는 사용규정을 지키고 있다'는 말은 보신주의자의 방어 수단이 될 뿐입니다. 이러한 마음가짐으로 처방한다면 인지장애 진료에서는 손을 떼시는 것이 좋다는 것이 제 생각입니다.

4. 수면제를 복용하더라도 인지장애는 악화되지 않는다

수면제를 처방하면 치매가 악화된다고 싫어하는 가족들도 있습니다. 그러나 90퍼센트의 가족들은 내일도 일이 있으니 밤에는 잠을 자게하고 싶다고 생각하고 있습니다. 먼저 결론을 말씀드리면 인지장애는 체내 시계가 횡포를 부리는 질환으로, 수면제를 복용하지 않으면 잠을 잘 수 없도록 되어 있습니다. 약이 너무 세면 넘어져 버리는 낙상의 위험도 증가하지만, 이것은 약이 나쁜 것이 아니라 용량이 지나치기 때문입니다.

예를 들어 20세부터 계속 수면제를 복용하여 왔다면 역학적으로 노후에 뇌 기능저하가 더욱 심해질 수 있겠지만, 앞으로 기껏해야 10년밖에 살 수 없는 인지장애 환자에게서는 이러한 것을 고려할 필요가 없습니다. 수면제는 잠을 잘 수 없는 환자를 위하여 존재하기 때문에 처방하는 것이 죄가 될 수는 없습니다.

5. 약보다 잘 듣는 건강보조식품이 있다

페룰산(feluic acid) 함유식품인 ANM176이 일본에 상륙하여 8명의 인지장애 전문의들에 의하여 오픈 시험이 이루어졌습니다. 대상은 아리셉트가 듣지 않았던 알츠하이머형 인지장애 환자였습니다. 결과는 유효한 것으로 나타났고, 혈액검사에 이상반응은 나타나지 않았습니다. 이 후, 일본에서는 복제약이 유통되어 필자도 2,000명 이상에게 투약한 경험이 있습니다. 그 결과, 저희 병원에서는 인지장애 치료의 필수 물질로 권장하고 있습니다.

루이소체형 인지장애(DLB)와 전두측두엽변성(FTLD)에서의 유효성도 논문으로 나왔으며, 뇌혈류개선작용도 학회에 보고를 마친 상태입니다. 페룰산과 가든-안젤리카(garden angelica, 서양당귀)의 배합으로 구성되고, 배합비율에 따라 강, 중, 약 세 종류가 나와 있습니다.

붉은 지렁이의 소화효소를 주성분으로 하는 식품은 2012년에 19명(경동맥 도플러에서 유의한 플라크가 발견된 자)에게 6개월간 상용량을 복용하게 한 다음 재검사한 결과, 시험자 모두 플라크가 줄어든 사실을 2013년 6월에 발표할 예정입니다(개인적으로). 두 식품 모두 필자 스스로가 매일 복용하고 있습니다.

건강보조식품을 의사가 권장하는 문제의 정당성에 대해 졸저(Kono 방법으로 보는 인지장애진료, 일본의사신보사, 2012)의 153쪽에 자세히 서술하여 놓았습니다. 또한 상품명 등의 정보는 졸저(완전 도해, 새로운 인지장애 케어 의료편, 코단샤, 2012) 181쪽에 기재해 놓았습니다.

참고문헌

- 中村重信, 佐々木健, 阿瀬川孝治, 他. Ferulic acidとgarden angelica根抽出物ANM176TMがアルツハイマー病患者の認知機能に及ぼす影響. Geriat Med. 2008; 46(12): 1511-9.
- Kimura T, Hayashida H, Murata M, et al. Effect of ferulic acid and Angelica archangelica extract on behavioral and psychological symptoms of dementia in

frontotemporal lobar degeneration and dementia with Lewy bodies. Geriatr Gerontol Int. 2011; 11: 309-14.

- 金谷潔史. アルツハイマー型認知症（DAT）の周辺症状におけるフェルラ酸, ガーデンアンゼリカ化合健康食品「フェルガード®」の有効性の検証. Dementia Japan. 2010; 3: 346.

- 杉本英造. 認知症周辺症状に対するフェルラ酸の使用経験. 京都医学会雑誌. 2010; 57(1): 81-3.

6. 임상의는 병리학의 노예가 아니다

인지장애 가운데서도 알츠하이머형 인지장애의 발병 메커니즘은 일찍이 연구되었습니다. 그 결과, 기억이 나빠지는 것은 아세틸콜린 결핍에 의한 것이라는 것이 상식으로 굳어지고, 아세틸콜린 분해효소를 억제하는 아리셉트가 개발되었습니다.

그러나 인간의 대뇌 기능은 그렇게 단순하지 않습니다. 아리셉트만 투여하면 화만 잔뜩 내는 환자가 약 30퍼센트에 이릅니다. 기억력을 높이기 위해서는 어느 정도 뇌를 흥분시키지 않으면 안 되지만 그 한도를 넘어서면 보호자를 곤혹스럽게 합니다. 역으로 티아프리드로 진정시키면 집중력이 높아져 가족을 돕기도 하여, 이것이 마치 중핵증상이 개선된 것처럼 효과를 나타내는 일도 있습니다.

병리학은 임상의의 수준을 높여주지만, 임상의는 병리학의 노예가 아닙니다. 학회에서는 정밀한 진단을 요구하지만, "알츠하이머이기 때문에 아리셉트!"라는 단순한 처방으로는 인지장애 진료 현장에서 의사로서 도저히 공헌할 수 없습니다.

루이소체형 인지장애는 광범위한 병리 스펙트럼이 있는데, 알츠하이머형에 가까운 환자가 있는가 하면, 반대로 파킨슨병에 가까운 환자도 있습니다. 같은 병리 진단명인데도 불구하고 양극단에 있는 환자에게 적합한 처방은 180도 달라야 하는 것이 당연합니다. 루이소체형 인지장애라는 획일적인 병리진단명은 도움이 되기는커녕 오히려 걸림돌이 될 뿐입니다. 따라서 필자는 〈결과가 다 말해준다〉라는 임상의를 위한 초임상적분류를 만들어 환자용 설명 자료로 활용합니다.

B   인지장애의 종류

지금부터 소개하는 초진 시 세트는 시티 등의 영상검사를 시행하지 않고 진찰만으로도 대충 병리감별이 가능하기 때문에 인지장애에는 어떠한 것이 있는지, 그 종류를 지금 바로 외어 두시지요. 빈도가 적은 것은 생략합니다. 다음 내용을 알고 있으면 1차 케어 진료에서 충분하다고 생각합니다.

A 치료할 수 있는 인지장애(Treatable Dementia)
    내과적
        갑상샘기능저하, 드물게 기능항진
        비타민 B1 결핍
        비타민 B12 결핍
        간성혼수, 산소결핍성, 저혈당성
    뇌신경외과적
        만성경막하혈종
        정상압수두증(특발성, 이차성)
        뇌종양, 전이성뇌종양, 악성림프종
B 이차변성성 인지장애
    뇌혈관성 인지장애(VD)
    이차성 정상압수두증
C 일차변성성 인지장애
    알츠하이머형 인지장애(ATD)
    루이소체형 인지장애(DLB)

전두측두엽변성증 [의미치매(SD), 전두측두인지장애(FTD), 그 외]

병리학자만 알 수 있는 인지장애 [신경원섬유변화형 노년치매(SD-NFT), 은친화과

　　립성 인지장애(AGD)]

석회화를 동반한 미만성 신경원섬유변화병(DNTC)

강직성 근디스트로피를 동반한 인지장애

D 감염성, 자가면역성 인지장애

크로이츠펠트-야콥병(CJD)

뇌염(단순 헤르페스 뇌염, 자가면역성 뇌염)

E 혼합형 인지장애

인지장애 책임질환이 중복된 환자 모두를 혼합형이라 한다.

필자는 조금 더 세밀하게 분류한다

　　고전적 혼합형(ATD+VD)

　　루이믹스(DLB + VD)

　그림 1 에 대표적인 질환과 Kono 방법(필자가 권장하는 약물요법)의 제
1선택약을 제시합니다. 같은 인지장애에서도 병형에 따라 다소 차이가 있다
는 사실을 알아 두십시오. 시티 같은 영상검사가 없더라도 큰 오류 없이 감
별가능 하도록 이 책에서 설명할 것이므로 안심해주세요.
　인지장애 환자 모두에게 아리셉트를 처방해야만 하는 것이 아니라는 점을
부디 인식해주시길 바랍니다.

그림 1

	알츠하이머형 인지장애	루이소체형 인지장애	뇌혈관성 인지장애	픽병	전두측두엽변성 증(FTLD) 중 의미치매
	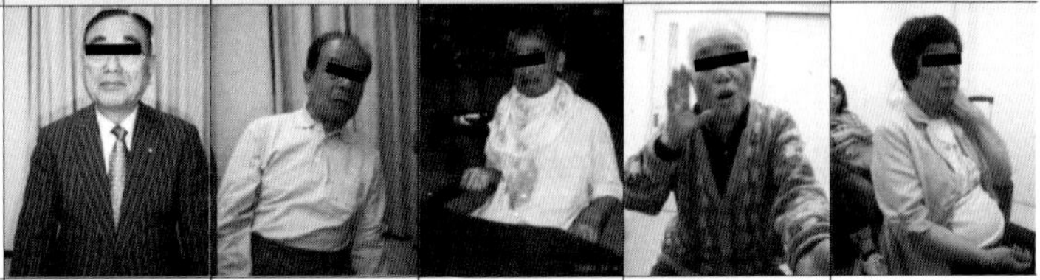				
억제계	티아프리드	억간산	티아프리드	클로르프로마진	클로르프로마진
흥분계	아리셉트	리바스타그민	니세르골린	리바스타그민	리바스타그민
건강기능 식품	New Feru-guard LA	Feru-guard 100M	New Feru-guard T	Feru-guard 100M	New Feru-guard T
각성계		시티콜린 1,000mg		말기에는 유효	말기에는 유효
아리셉트 부작용	설사 쉽게 화냄	보행장애 망상	쉽게 화냄	격앙됨 상동운동	쉽게 화냄
발견 계기	길잃음 HDS-R	보행장애	TIA 발작	실없는 소리	급격히 진행하며 HDS-R3로 저하
변용	루이소체화 아리셉트를 감량하고 메만틴을 처방하기 시작		혼합인지장애화 갈란타민 처방 시작	픽화 흥분계를 중지하고 클로르프로마진을 늘림	

역자주 Feru-guard: 페룰산(feluic acid)과 가든-안젤리카(garden angelica, 서양당귀)로 구성된 건강 기능식품으로 두 성분의 비율에 따라 Feru-guard 100, 100M, 100M half/New Feru-guard, LA, T, Feru-guard B로 출시되고 있다.

C 섬망

섬망은 의식장애의 일종으로, 난폭해서 주위를 곤혹스럽게 하는 타입(그림 2)과 저활동성 섬망이라 하여 혼자서 무의미한 동작을 살금살금하는(그림 3) 두 타입으로 나누어집니다.

인지장애의 진단은 의식장애가 없을 때 진행되어야 하지만, 현실적으로 섬망이 계속 이어지는 환자(루이소체형 인지장애 등)도 있습니다. 수술 후,

그림 2

루이소체형 인지장애의 고활동성 섬망

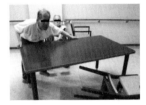
무의식 중에 난폭하게 행동

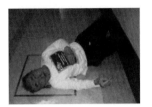
그런가 했더니 자버립니다

그림 3

루이소체형 인지장애의 저활동성
섬망 행동

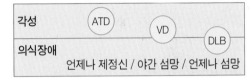

각성	ATD	VD	DLB
의식장애	언제나 제정신 / 야간 섬망 / 언제나 섬망		

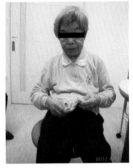
의미도 없이 옷을 뭉그러뜨리며
졸린 듯한 눈

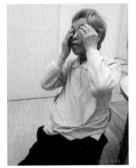
잠에서 깬 일반 건강인이 하는 듯한 자세를 사람들 앞에서 하는데,
좀처럼 상대방을 보지 않는다. 불러도 보지 않는다.

ATD	알츠하이머형 인지장애
VD	뇌혈관성 인지장애
DLB	루이소체형 인지장애

처방철칙
그 자리에서 바로 시티콜린 주사를 준다!
저활동성에는 1000mg, 고활동성에는 500mg

입원 시, 약물성으로 일과성 섬망을 일으킨 뒤, 완전히 회복되는 경우도 있지만, 이 어르신들은 대뇌 기능의 예비능력이 얕기 때문에 수년 후에 인지장애가 발생할 가능성이 높다고 생각하십시오. 섬망은 인지장애 치료를 방해 하므로 반드시 치료하여야 됩니다. 시티콜린 주사가 유용합니다.

그림 3 오른쪽 위쪽에 설명한 것처럼 알츠하이머형 인지장애나 픽병에서 는 섬망이 잘 나타나지 않습니다. 뇌혈관성 인지장애는 야간에만 섬망, 루이 소체형 인지장애는 하루 종일 섬망이 나타나는 환자가 대부분입니다.

일과성완전기억상실(Transient Global Amnesia, TGA)이라는 병태도 알려져 있지만, 아직 그 메커니즘은 밝혀져 있지 않습니다. 1회성으로 끝나는 경우 와 그 후 인지장애로 발전하는 경우로 나누어집니다. 이런 환자에게 약복용 (예를 들면 아리셉트 저용량을 복용하게 하는 등)을 계속하게 할 것인가 아 닌가는 환자 본인과 충분히 얘기를 나눈 다음 결정합니다.

Ｄ Kono 방법 처방철학

Kono 방법이라는 것은 이 사회의 요청에 따라 인지장애를 치료하기 위한 방법론입니다(그림 4). 아직 인지장애학이라는 학문은 아직 미완성인 채로 남 아 있습니다. 이 학문의 완성에 가장 근접한 것이 Kono 방법입니다. 이 방법 론은 가능한 시스템적으로 구축해 두었으며, 인지장애에 대하여 전혀 모르는 1차 진료 의사도 곧장 제대로 된 처방을 할 수 있도록 고안되어 있습니다.

올바른 처방이란 간병을 요하는 인지장애 환자가 보호자들에게 폐를 끼치 지 않도록 하는 것이라고 정의할 수 있습니다. 알츠하이머형 인지장애는 뇌 속 아세틸콜린이 부족하기 때문에 이것을 보충하여 기억을 개선시키는 것이 본격적인 치료라고 생각하는 것은 간병을 모르는 약리학자들의 발상입니다.

기억력을 높이기 위해서 환자의 뇌를 자극할 뿐인데도, 환자의 약 30퍼센 트에서는 화를 돋우게 되어 보호자를 성가시고 힘들게 하며, 뇌 속 도파민이 저하되고 있는 경향의 환자라면 보행까지 악화시킵니다. 따라서 힘을 써서 보조해야만 하는 간병이 늘어나게 됩니다. 아리셉트는 그 효과가 뛰어난 약

그림 4

Kono 방법이란?

내용 공표년	인지장애 약물요법 매뉴얼 2007년부터 인터넷에서 공개
컨셉	간병인 보호주의 가정 위주 천평저울법의 건강기능식품의 다용
목적	고객만족도를 올리기 위해 가정평화를 우선시하여 높은 개선율을 얻는다
특징	상식에 얽매이지 않고, 환자에게서 배운 사실을 축적하여 1차진료의사도 손쉽게 바로 실천할 수 있는 처방을 간단하게 해설. 제1선택약을 정확히 소개.
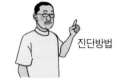진단방법	영상에 의존하지 않고, 질병성격분류로 병의 상황에 맞는 처방을 하도록 한다.

인데도 불구하고 그 증량규정이 의사가 환자 개개인에 맞춘 적정량을 처방하는 것을 막고 있으며, 관련 진단기준들이 임상의의 유연한 사고를 방해하고 있습니다.

대부분의 인지장애는 변성질환이고, 병리학자들의 증언에 따르면 대부분 환자에서 질병이 중복되어 나타남에도 불구하고 〈진단기준〉에 무리하게 맞추어, 정해진 약을 규정량으로 처방하면 대부분의 환자는 그 부작용으로 고생하게 될 뿐입니다. 제가 자주 언급하지만, 〈알츠하이머에 치우친 루이소체〉 〈파킨슨병에 가까운 루이소체〉의 경우, 동일한 루이소체형 인지장애라도 처방 비율은 완전히 달라져야 합니다. 약제 과민성에도 개인차가 있습니다.

그러므로 Kono 방법은 병리진단에 그다지 신경을 쓰지 않고 대증요법을 지키며, 용량규정에 구애받지 않는다는 방침을 가지고 있으며, 보호자를 돕기 위해서 모든 상식을 깨부수고 있습니다. 병명이 처방방침으로 직결되지 않는 이상, 질병의 성격분류(환자의 음양)를 통해 처방하는 것이 좋다는 사고방식을 철저히 지키고 있습니다. 따라서 원칙적으로 영상진단이 꼭 필요하지는 않아, 개업의가 쉽게 인지장애 진료에 참가할 수 있도록 시스템을 마련해 두었습니다.

E 　중핵증상과 양성증상, 양증과 음증, 흥분계와 억제계 약제

이 책은 진단용이 아닌 치료용이므로 진단과 치료를 동시에 해설해 가겠습니다. 이미 인지장애 병형에 대해 설명했지만 여기에서 병명은 그다지 중요하지 않다는 말을 하고자 합니다.

인지장애 환자는 처음에 중핵증상(기억저하, 판단력저하, 지남력장애, 성격변화, 실어(失語)·실인(失認)·실행(失行))이 일어나며, 환자에 따라서는 이후 주변증상이 파생되어 갑니다(그림 5). 중핵증상의 정도에 따라 심함, 중간, 가벼움으로 분류됩니다. 예를 들면 개정 하세가와식 점수가 0~10, 11~20, 21~30으로 구분되어 평가되는 것처럼 말입니다.

그러나 이 정도는 보호자들의 수고로움과는 비례하지 않으며, 오히려 주변증상(양성증상 + 음성증상)에 의해 보호자들의 수고로움이 좌우 됩니다. 양성증상이 심한(분노 경향) 환자를 양증, 음성증상이 심한(기운이 없다) 환자를 음증으로 부르도록 합시다. 중핵증상에 잘 듣는 약(중핵약; 아리셉트, 갈란타민, 리바스티그민, 메만틴)은 많든 적든 흥분작용을 가지고 있기 때문에 심한 양증인 환자에게 곧바로 단독 처방해서는 안 됩니다(그림 6).

가족들이 자유롭게 감량하거나 중지하여도 좋습니다(다만 일부 향정신약은 갑작스럽게 끊으면 중대한 부작용을 일으킵니다). 종종 〈의사의 지도하에〉라는 문구를 외칩니다만, 모든 의사가 충분한 지식을 가지고 있다고 할 수 없으며, 경우에 따라서는 의사의 지시를 따를 필요가 없습니다.

그림 5

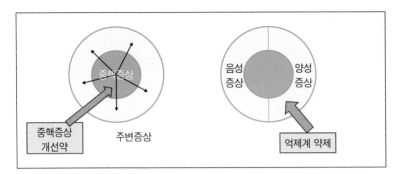

잘못된 사고방식	Kono 방법
주변증상은 중핵증상에서 파생된 것이기 때문에 중핵증상을 치료하면 주변증상도 없어진다. → 아리셉트 단독처방	양성증상을 우선 억제계로 진정시킨 뒤, 중핵증상 개선약을 투여한다. → 우선 티아프리드 → 안정되면 아리셉트 1.5mg

그림 6

한방치료의 개념을 인지장애(주변증상) 치료에 응용

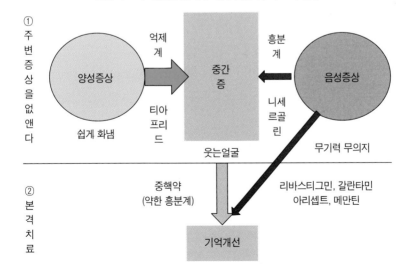

이 때문에 Kono 방법에서는 초진 시에 인지장애의 병형 진단보다는 환자의 질병성격을 분류하고, 양증이 꽤 심하면 티아프리드를 처방하도록 추천합니다. 특히 중핵약 가운데 흥분성이 제일 강한 아리셉트 투약 시작은 절대 금기로 하고 있습니다.

일본에서의 보험적용은 중핵증상약(중핵약)에 국한되므로 무지한 의사는 억제계(간병인을 돕기 위하여 환자의 흥분을 진정시키는 약)를 처방하지 않습니다. 처음부터 법률은 환자를 보호하도록 마련된 것이 아닙니다. 음증이라면 바로 리바스티그민을 처방하더라도 무방합니다.

흥분계약제는 니세르골린과 아만타딘입니다. 중핵약을 흥분성이 강한 순서대로 나열하면 아리셉트, 갈란타민, 메만틴, 리바스티그민 순입니다. 억제계약제의 제1선택은 티아프리드, 억간산, 클로르프로마진이 선발 세 기둥이 되며, 제2선택은 3S*(디아제팜, 할로페리돌, 쿠에티아핀)입니다.

F 항우울증약의 금지

이것은 저의 경험에서 나온 법칙인데, 요양보호사가 외래에서 '문제증례'로 모시고 온 환자는 거의 대부분이 정신과에서 항우울증약을 처방받고 있습니다. 이것을 차근히 줄여나가면서 끊으면 어떤 부작용도 나타나지 않으며, 환자는 건강을 되찾아 가는 것을 여러차례 경험하고 있습니다. 특히 삼환계, 사환계 항우울증약은 인지장애에 사용하면 억제계로 작용한다는 것을 30년 걸려 발견했습니다. 이 때문에 Kono 방법에서는 인지장애에 항우울증약을 금지시키고 있습니다.

예외로서 루이소체형 인지장애 등에서 식욕을 떨어뜨릴 정도의 심한 우울

---

* 역자 주: 3S는 일본내 상품명의 앞 글자를 따서 붙은 이름이다.

상태에는 설트랄린, 비정형우울병에는 설트랄린과 파록세틴 만을 처방하도
록 허가하고 있습니다. 설트랄린은 인지장애에 흥분계(기운 나게 함)로 작
용한다는 것을 알아냈기 때문입니다(그림 7). 그리고 심인성 요통으로 환자가
안절부절못할 때는 듀록세틴을 처방합니다.

　정신과의사는 수면을 위하여 항우울증약을 처방하는 버릇이 있지만, 이것
도 인지장애에서는 금지하고 있습니다. 세 종류의 수면제로도 잠을 자지 못
하는 경우에는 클로르프로마진 6mg 정도, 쿠에티아핀 12.5mg 정도까지의
병용은 허가합니다.

그림 7

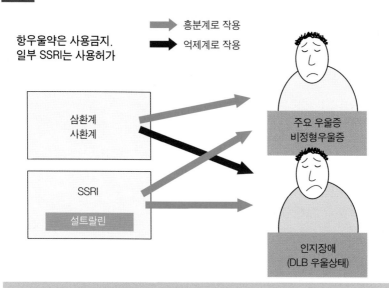

항우울약은 사용금지.
일부 SSRI는 사용허가

　흥분계로 작용
　억제계로 작용

삼환계
사환계

SSRI

설트랄린

주요 우울증
비정형우울증

인지장애
(DLB 우울상태)

Kono 방법의 항우울제 사용공식
금지: 삼환계, 사환계 NaSSA(미르타자핀), SSRI 일부(플루복사민)
한정적 사용허가: 일부 SNRI(설트랄린, 파록세틴), 일부 SNRI(듀록세틴)

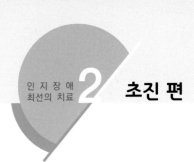

초진 편

Kono 방법은 치료 우선주의입니다. 서양의학에서는 우선 질환을 진단하고 나서 치료를 생각합니다. 동양의학은 환자의 체질에 맞춘 처방을 즉각 시작합니다. 인지장애와 비인지장애의 감별은 필요하지만, 어떠한 종류의 인지장애인가 하는 쉽지 않은 감별진단을 1차 진료의사가 고집할 필요는 없습니다. 환자는 진단이 아니라 치료를 요구하고 있습니다. 진단은 치료의 성공률을 높이기 위한 보조적인 진료 행위에 불과합니다. 이러한 사고방식은 이 사회의 요청이고, Kono 방법의 안심이론(그림 8)입니다.

그림 8

Kono 방법의 안심이론

1. 진단은 못해도 좋다
   정확한 진단을 하더라도 환자가 좋아지는 것은 아니다.
   치료방침으로 직결되는 분류를 하는 편이 효율적
   　　질병 성격분류　　양증 → 억제계
   　　　　　　　　　　중간증 → 중핵약
   　　　　　　　　　　음증 → 흥분계나 중핵약

2. 처방정밀도를 높이기 위해
   루이소체틱함 → 루이세트
   픽틱함 → 픽세트

3. 장기전에 강하다
   Feru-guard류의 병용으로 연하기능, 다리 힘을 오랜 기간동안 유지시킬 수 있다.

억제계: 티아프리드, 억간산, 클로르프로마진(선발 세 기둥)
루이세트: 리바스티그민 억간산 메만틴 + 시티콜린주사 설트랄린
픽세트: 클로르프로마진 Feru-guard 100M

만약 감별진단에 고집한다면 시티를 가지고 있지 않는 개업의는 인지장애를 보지 말라는 것이 되어 버립니다. 하지만, 현실적으로 고도정밀 기기를 사용하는 병원이라 하더라도 감별진단이 잘못되는 경우가 적지 않습니다. 기계에 휘말리면 눈 앞의 환자와의 대화가 겉치레로 될 위험성도 있게 됩니다. 그렇게 될 바에야 개업의가 Kono 방법에 따라 초진 때부터 환자 개개인의 체질에 맞춘 처방을 하는 편이 환자 자신이나 그 가족들도 행복해지지 않을까요?

초진 세트는 영상이 없다는 전제하에 처방을 시작하기 위한 진찰 매뉴얼, 흐름도입니다. 이 매뉴얼대로 진행한다면 큰 오류 없이 높은 확률로 가족들의 만족을 얻을 수 있을 것입니다.

Ⓐ 초진 세트

어르신에게 기억력저하, 이상행동, 정서불안정, 판단력장애, 식욕저하 등의 이상이 나타나면 1차 진료 의사 입장에서 주로 염두해 두어야 할 것은 세 가지입니다. 인지장애, 주요 우울증, 비전형우울증입니다.

그림 9 와 같이 단골주치의는 인지장애와 비전형우울증에 대해서는 처방하여도 좋습니다. 주요 우울증, 양극성장애는 손을 대지 않는 편이 낫습니다. 절대로 관여해서는 안 됩니다. 곧장 정신의학과에 의뢰 하십시오.

초진 세트(그림 10)에는 초진 시 해야 할 것을 대략 모두 망라하여 놓았습니다. 이 표를 잘 사용할 수 있게 되었다면 이 책을 전부 이해하였다고 할 수 있습니다.

그림 9

Kono 방법의 안심이론

임상진단	초진 시 처방해도 좋은 약	재진 이후 처방하는 것이 좋은 약
인지장애	흥분계 니세르골린 억제계 티아프리드 중핵약 리바스티그민	중핵약 각종 흥분계 아만타딘 억제계 각종 SNRI 듀록세틴
비정형우울증	SSRI 설트랄린 흥분계 니세르골린이나 아만타딘	SSRI 파록세틴 항불안약 클로티아제팜 에티졸람
주요 우울증 양극성장애(조울증)	관여해서는 안된다 → 정신건강의학과 의사에게 의뢰	

중핵약 리바스티그민, 아리셉트, 갈란타민, 메만틴
억제계 선발 세 기둥(티아프리드, 억간산, 클로르프로마진), 3S(할로페리돌, 쿠에티아핀, 디아제팜)

그림 10

초진 세트

증상	O X	질문법	카테고리
		건망	중핵증상
		스스로 이상하다는 것을 알고 있습니까?	
		쇼핑을 잘 할 수 있습니까?	
		성격이 변하지 않았습니까?	양성증상
		쉽게 화를 내지 않습니까?	
		엉뚱한 생각을 하지 않습니까?	
		진정이 잘 안됩니까?	
동거인에 대하여		하루 3회 약을 복용시켜주는 사람이 있습니까?	
		하루 몇 번이나 약을 복용하게 해줍니까?	
루틴 검사			점수

2. 초진 편 19

그림 10

〈계속〉

HDS-R	총득점(/30)	
	지연재생(0/6)	
음증환자에게	판정	OX
밸런스 8	인지장애점수 〉 우울점수	
	인지장애점수 ≒ 우울점수	
	인지장애점수 〈 우울점수	
음증 제2단계	판정	OX
우울감별	아침에 상태가 좋지 않고, 뭐 하나 즐겁지 않다, 불면, 식욕저하	
	저녁에 상태가 좋지 않고, 즐거운 일도 있다. 잠 잘 자며, 식욕보통	
환각환자에게		점수
루이점수		
위화감이 있는 환자에게		점수
픽점수		
치료희망	희망사항	OX
양증	평온해졌으면 좋겠다	
	잠을 잘 수 있으면 좋겠다	
	환시, 망상을 없애고 싶다	
	밤중 렘수면행동장애가 없어졌으면 좋겠다	
음증	힘이 났으면 좋겠다	
중간증	진행을 멈추고 싶다	
음증루이에		OX
루이유형판정	의식을 명확하게 하고 싶다	
	걸을 수 있게 하고 싶다	
	식욕이 생기게 하고 싶다	
	연하기능을 개선시키고 싶다	
식욕저하에		OX
식욕부진판정	내과합병증은 없는가? (암, 소화기, 폐)	
	약 부작용은 없는가?	
	전두측두엽변성증은 없는가?	
	우울상태는 아닌가?	
	미각장애는 없는가?	
	의식장애는 없는가?	
	변비는 없는가?	

그림 10

〈계속〉

의학용어	노화	인지장애	우울증	초진시 대응	검사
기억장애	○	○	○	HDS-R (밸런스 8)	
병식결여		○			
수행능력		○		리바스티그민 처방	
전두엽증상		○	○		시티, 혈액검사
쉽게 화냄					
(피해)망상				티아프리드 처방	
전두엽증상					
판정				제1선택(양증 제외)	제2선택(양증 제외)
30-28	○	△	△	아리셉트 챌린지테스트	페룰산 함유식품(약)
27-25		○	△	리바스티그민	갈란타민
24-0		○		리바스티그민	메만틴

	ATD	DLB	기타	제1선택(양증 제외)	제2선택(양증제외)
0~2	○			아리셉트	리바스티그민
3~4		○		리바스티그민	갈란타민
5~6			○	리바스티그민	메만틴

판정	제1선택	병용가능약
인지장애	니세르골린 3알	아리셉트
인지장애의 우울상태	리바스티그민	니세르골린
우울증 범주	우울증 감별로	

판정	제1선택	효과불충분시
주요 우울증	정신건강의학과에 의뢰. 처방금지	
비정형우울증	설트랄린 25mg	파록세틴 10mg 병용

판정	양증 제1선택	음증 제1선택
4 이상 전두측두엽변성증	클로르프로마진	리바스티그민

판정		
3이상 루이소체형 인지장애	억간산	리바스티그민

알츠하이머, 뇌혈관성	루이소체형 인지장애	전두측두엽변성증, LPC
1) 티아프리드 2) 할로페리돌	1) 클로르프로마진, 2) 억간산	1) 클로르프로마진 2) 디아제팜
1) 브로티졸람 2) 라멜테온	3) 할로페리돌	4) 쿠에티아핀
1) 할로페리돌	1) 억간산 2) 할로페리돌	1) 클로르프로마진 2) 디아제팜
	1) 프라미펙솔 0.125mg 2) 헴철(하지통에)	

그림 10

〈계속〉

1) 니세르골린 2) 아만타딘	루이소체타입 판정으로	1) 리바스티그민 2) 페룰산 함유식품(약)
1) 아리셉트 2) 갈란타민	1) 리바스티그민	1) 페룰산 함유식품(강) 2) 리바스티그민
제1선택	제2선택	최소한 해야 할 것
시티콜린주사 1000mg	아만타딘 50~100mg	아리셉트 중지. 갈란타 민, 메만틴 감량
레보도파/카비도파 챌린지 테스트	페르골리드 병용	아리셉트를 리바스티 그민으로 대체
시티콜린주사 1000mg	식욕세트	아리셉트 중지. 갈란타 민, 메만틴, 항파킨슨 약, 억간산 감량
페룰산 함유식품 (강)	이미다프릴 2.5mg	아리셉트 중지
제1선택	제2선택	최소한 해야만 할 것
변잠혈, 흉부단순엑스레이, 채혈		
과감히 약을 감량해 본다		아리셉트 중지, 혈소판 억제제감량
설피리드 + 폴라프레징크		아리셉트 중지
설트랄린 챌린지 테스트	톱니바퀴현상이 있으면 레보도파/카비도파 병용	아리셉트 감량
폴라프레징크 75mg 2정	RACOL	혈청아연측정
시티콜린주사 1000mg		아리셉트 감량, 갈란타 민, 메만틴, 리바스티 그민 감량
흉부단순엑스레이, 적변	완하제	

우선 문진입니다. 가족들로부터 환자가 가지고 있는 증상에 대하여 물어
보는 것입니다. 기억장애 이외에도 해당 항목이 발견되면 거의 인지장애라
생각하여도 좋습니다(그림 11). 기억장애만 있는 환자는 정상적인 노화나 우
울증 상태일 가능성도 조금 남아있습니다.

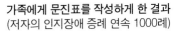

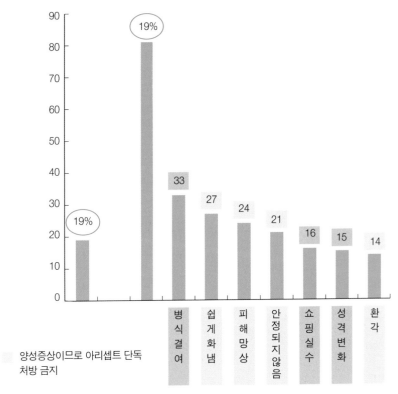

가족에게 문진표를 작성하게 한 결과
(저자의 인지장애 증례 연속 1000례)

양성증상이므로 아리셉트 단독
처방 금지

ⓑ 노화와 인지장애 감별시 철칙

노화와 인지장애의 차이에 대한 이미지를 묘사해 보면 다음과 같습니다.
노화는 기억의 양적 저하, 인지장애는 여기에 질적 이상도 더해지는 느낌입
니다. 40세를 넘으면 인상 깊지 않은 가수의 이름이 잘 기억나지 않고, 많은
사건을 다 기억할 수 없게 됩니다. 인지장애는 단지 다섯 개의 사물도 기억
할 수 없으며, 성격이나 행동의 변화가 보태집니다(그림 12).

그림 12

Kono 방법의 안심이론

○노화와 ●인지장애의 차이

쇼핑

- ○살 물건을 잊는다
- ●같은 것을 세 번 이상 산다
- ●언제나 만원짜리를 꺼낸다

요리

- ●간이 변한다. 언제나 다르다
- ●종류가 줄어든다
- ●음식 만드는 순서를 알지 못한다

약

- ○복용을 깜박한 것을 안다
- ●복용을 깜빡하지 않았다고 한다
- ●다시 복용해버린다

화냄

- ○화를 약간 잘 내게 된다
- ●이유도 없이 기분이 나쁘다
- ●갑자기 화내고, 태연히 아무렇지 않게 된다

배뇨행위

- ○밤에 2번 화장실에 가려고 일어난다
- ●낮시간에 이상하게도 몇 번씩이나 화장실에 간다
- ○재채기를 했을 때 나와버린다
- ●화장실 갈 때까지 참지 못한다
- ●방뇨한다

이 정도면 알 수 있겠죠?

의사로서 반드시 명심해야 할 것은 조기 발견은 가족들보다 우위에 설 수 없다는 것으로 가족들이 이상하다고 말하면 그것을 가벼이 여겨서는 안 된다는 것입니다. 아무리 개정 하세가와식 점수에서 만점에 가깝더라도, 시티에서 뇌 위축이 가볍더라도 가족의 의견을 우선하여야 하며, 가능한 인지장애로 판정하는 방향으로 결단을 내리시는 것이 좋습니다.

경도인지장애라는 것은 일부 환자는 노화이고, 일부 환자는 알츠하이머형 인지장애 등 인지장애의 전 단계입니다. 환자의 동의가 있으면 아리셉트 챌린지 테스트(아리셉트 1.67mg 정도를 시험적으로 복용해보고 반응을 보는 시험)를 시행해 보시지요. 결코 '괜찮다'라며 단언 하지 않는 것이 중요합니다.

ⓒ 인지장애로 진단을 확정한다

노화에 의한 건망증(양성 건망)과 인지장애(악성 건망)의 감별은 의외로 어려운 문제입니다. 중요한 것은 다음과 같습니다. 1) 의사가 시행하는 검사에서 이상이 없더라도 가족이 이상하게 느낀다면 가족들의 판단이 옳다는 것, 2) 일어나서는 안 되는 사건(인지장애를 거의 확정지을 정도의 기억장애나 이상한 행동)이 무엇인지 알 것, 그리고 3) 일시적으로도 있어서는 안 되는 사건이 일어나고, 그 후에 일정기간 없더라도 인지장애로 인식할 것, 4) 건망 이외에도 증상이 있다는 것, 5) 기억 이외의 증상도 인지장애와 관련이 있다는 것입니다. 이것들을 꼭 알아두어야 합니다(그림 13).

그림 13

노화와 인지장애 감별 시 철칙

1	의사보다 가족의 의견을 우선시 한다.
2	일어나서는 안 될 일이 일어 난 것(양적 이상보다 질적 이상을 중시한다)
3	일어나서는 안 되는 일이 단 한 번뿐 이더라도 이를 중시한다.
4	초진 세트에서 건망증 이외에 증상이 있을 것
5	인지장애는 기억장애만 있는 질환이 아니다

ⓓ 초진 세트2

기억장애만이라면 노화, 우울증일 가능성도 적지 않기 때문에 개정 하세가와식 간이지능평가 점수(그림 14)를 시행합니다. Kono식은 8번과 9번 과제 순서가 바뀌어 있습니다. 이렇게 되면 알츠하이머형 인지장애의 특징인 보속현상(앞 설문의 답이 섞여 들어가 나옴)이 잘 나타나기 때문입니다.

| 그림 14 |

개정 하세가와식 간이지능평가 점수(HDS-R) Kono 개정판

점수 추이	전전회	전회	이번		검사일		요일
		→	→		연령		
		날짜			성별	남	여

	질문	배점	환자의 답	득점(만점)	누계
[1]	몇 살입니까?	만연령 또는 통상연령 1점 1살 차이 0.5점		(1)	
[2]	여기는 어디입니까?	구체적 명칭 2점 추상적 명칭 1점		(2)	
[3]	지금은 몇 월입니까? 오늘은 며칠입니까? 오늘은 무슨 요일입니까? 올해는 몇 년입니까?	각 1점		(4)	
[4]	지금부터 말씀드리는 단어를 반복해서 답해주세요. "벚꽃, 고양이, 전철". 조금 있다가 이 세 단어를 여쭈어 볼 테니 잘 기억해주세요.	각 1점		(3)	
[5]	100-7 = 93-7 =	각 1점		(2)	
[6]	682를 뒤부터 말씀해주세요 3529도 해보실까요?	각 1점		(2)	
[7]	조금 전에 제가 기억해달라고 했던 단어 세 가지가 무엇입니까? 힌트 = 분홍색 꽃, 동물, 타는 것	각 2점 힌트를 주었다면 각 1점		(6) 2점 이하	
[8]	채소 이름을 10개 정도 말씀해 주세요 5개 0점 6개 1점 7개 2점 8개 3점 9개 4점 10개 5점	正 正 正 正 正 正 正 正 正 正		(5) 보속 있음 반복 있음	
[9]	보여드리는 5가지 물품을 잘 기억해주세요(감추고 나서 바로 답하도록 한다) 【예】칫솔, 손목시계, 연필, 열쇠, 숟가락	각 1점		(5) 보속 있음	
				합계	

목소리 크기 (대 중 소)

20점 이하 : 거의 인지장애 21~30점 : 인지장애를 부정할 수 없음, 알츠하이머스러움

그리고 젊어서 우울증 경향일 가능성이 높아보이면 밸런스8(그림 15)을 체

크해 보십시오. 우울증 증상과 인지장애 증상을 균등하게 8항목 체크하는 것입니다. 여기에는 개정 하세가와식 점수도 들어가 있기 때문에, 특히 인지장애에 익숙하지 않은 정신건강의학과 전문의에게 권유(의무)하는 바입니다.

약을 처방하는 것을 전제로 동거자가 있는가, 약 챙겨주는 사람이 있는가를 물어봅니다. 혼자 산다고 하더라도 도우미가 매일 오던가, 매일 데이케어센터에 간다면 투약은 가능합니다. 이 경우, 아침에 먹어야만 하는 약(예를 들면 혈압강하제)이라도 스태프와 만나는 시간(낮 시간)에 맞춥니다. 독거노인의 경우, 제 아무리 높은 개정 하세가와식 점수를 받았더라도 쉽게 신용해서는 안 됩니다. 언젠가 복용을 착각하게 됩니다.

1. 개정 하세가와식 점수(그림 14)

HDS-R을 하기 전에 일상생활에서 많이 사용하는 다섯 개 물건을 준비하여 둡니다. 숟가락, 연필, 열쇠, 손목시계, 칫솔이 좋습니다.

HDS-R은 언어성 지능검사이기 때문에 실어증, 구어장애, 난청이 있을 경우 의미가 없으며, 시계그리기테스트(Clock Drawing Test, CDT)는 동작성 지능검사이기 때문에 마비가 있는 분, 시력장애자에게는 불가능하지만, 운전능력과의 상관은 HDS-R보다 좋다고 평가되고 있습니다. 자존심이 강한 분은 CDT부터 시작하는 편이 좋습니다.

그렇지 않더라도 가능하면 혈압, 수면, 우울증의 과거력 또는 직업력, 출생지, 세간의 화제 등, 난처해질 일이 없는 것부터 대화를 시작하여, 곧장 검사로 들어가는 것은 피하는 편이 좋습니다. 검사를 마친 뒤에 '갑자기 질문을 받아 마음이 좀 들 떠버렸습니다.'라고 핑계를 대는 사람은 알츠하이머형 인지장애(ATD)일 가능성이 많습니다(일종의 얼버무림). 검사에 대해서 쉽게 흥분해 버리는 상황도 인지장애여부를 판단하는데 힌트가 됩니다.

검사시행 중에 의사의 얼굴을 보지 않는 경우는 가벼운 의식장애(루이소체형 인지장애 등) 또는 집중력이 떨어지는 질환(픽병)을 의심하고, 전자라면 개정 하세가와식 점수는 앞으로 치료를 통해 개선될 것이기 때문에 낮더라도 반드시 중증 인지장애라고 확정지을 수 없습니다. 후자라면 중증입니다. 검사를 유별나게 싫어한다든지 화를 낸다든지 하면 픽병일 가능성이 짙기 때문에 계속하지 않더라도 괜찮습니다.

개정 하세가와식 점수가 25점 이하이면 우울증이나 노화일 가능성은 희박해 집니다. 일상생활에 지장이 없지만, 혹시나 걱정이 되어 내원한 경우(뇌 건강 검진할 목적으로)에 개정 하세가와식 점수 28점처럼 약간 점수가 떨어져 있는 경우의 치료방침은 어떻게 하면 좋을까요?

시티 촬영이 가능하여 해마 위축을 중심으로 한 병적 위축 유무를 알 수 있다면 그보다 더 좋을 수는 없지만, 본인이 건망증을 걱정하고 있다면 아리셉트 챌린지 테스트를 권합니다. 즉, '현재 인지장애는 아니지만, 아리셉트라는 알츠하이머형 인지장애에 사용하는 약의 3분의 1만을 드시고 나서 어떠한 느낌인지 시험해 보시겠습니까? 이 결과에 따라 앞날을 예측할 수 있을지도 모르겠습니다.'라고 설명합니다.

개정 하세가와식 점수가 28점인 사람은 뇌 속 아세틸콜린이 그다지 부족하지 않기 때문에 아리셉트를 상용 시작용량(3mg)으로 복용하면 메슥거림, 설사를 일으킬 가능성이 높으므로 1.67mg정도로 시작합니다. 1개월 후 재진 때 기분이 좋아지든가, 기억력이 좋아졌다면 이 사람은 알츠하이머형 인지장애 발병 예정자이고, 통원 치료가 필요합니다. 학술적으로는 경도인지기능장애(pre AD)라고 합니다. 심한 부작용이 일어난다면 일단 치료를 중단하고 페룰산 함유 식품(약)을 추천합니다.

그리고 일단은 뇌 시티를 찍어 두시죠. 다발성 뇌경색이라면 개정 하세가와식 점수가 28점 정도로 떨어집니다. 뇌혈관성 인지장애발병 예정자이므로 활발하지 않으면 사미온 2~3알, 화만 잔뜩 낸다면 티아프리드(25) 1~3알을 당일 처방하십시오. 혈압, 혈당, 지질 관리는 잘 하고 있습니까? 뇌경색 재발 예방을 위하여 실로스타졸(50) 2알 정도를 처방하십시오. 뇌출혈 과거력이 있으면 처방할 수 없습니다.

2. 개정 하세가와식 점수의 내용

벚꽃, 고양이, 전철 세 단어를 생각해내는 과제(지연 재생)는 병형 감별에 위력을 발휘합니다. 지연재생만 되지 않는 환자는 알츠하이머형 인지장애 (AD)입니다. 숫자관계가 잘 되지 않고 지연재생은 잘 한다면 루이소체형 인 지장애입니다.

다만 전두측두엽변성증(FTLD)에서는 개정 하세가와식 점수 자체가 낮은 환자는 당연히 지연재생이 이루어지지 않습니다. 점수가 높은데도 불구하고 지연재생만 불가능한 것을 ATD라고 보고 있습니다. 숫자관계와 지연재생도 드문드문 잘 하지 못하는 환자는 기타에 속합니다 [뇌혈관성 인지장애(VD), 전두측두형 인지장애(FTD), SD-NFT 등].

3. 밸런스8(그림 15)

확실하게 인지장애로 판명된 경우는 별도로 하고, 환자가 비교적 젊고 표 정이 어두우면 밸런스8을 시행합니다. 인지장애 증상 8항목, 우울증 증상

그림 15

우울증과 인지장애를 균등하게 체크하는 것이다.
체크해야 올바른 정신건강의학과 진료라 할 수 있다. 밸런스 8 추천

우울증을 의심하는 질문	인지장애를 의심하는 질문
【기왕력】 젊은 시절 우울증에 걸린 적 있나요?	【기왕력】 두부타박, 뇌졸중, 섬망
【가족력】 친족 중에 우울증 혹은 자살을 한 사람이 있나요?	개정 하세가와식 점수를 시행한다
무엇을 해도 즐겁지 않습니까?	길을 잃고 헤맨 적이 없습니까? 물건을 훔친 적이 있습니까?
잠을 잘 주무십니까?	쉽게 화를 냅니까?
두통은 없습니까?	일, 가사에 실수는 없습니까?
식욕은 있습니까?	환각, 망상은 없습니까?
아침에 상태가 나쁩니까?	화장실에는 제때제때 갑니까? 야간빈뇨는?
심한 변비는 없습니까?	스스로 기억력에 문제는 없다고 생각합니까?

8항목을 밸런스 맞추어 답을 도출해 냅니다. 진단은 점수가 높은 쪽 질환으로 판단됩니다. 단, 어르신이라면 대부분의 경우 인지장애(의 우울상태)입니다. Kono 방법(필자가 추천하는 약물요법 매뉴얼)에서는 처음부터 항우울증약 처방하는 것을 금지합니다. 이것은 경험적으로 이 약이 인지장애의 생활 활동력을 떨어뜨리는 것을 누차 확인했기 때문입니다.

4. 우울증 감별

인지장애가 아닌 경우, 주요 우울증인지 비정형 우울증인지를 감별하여 주십시오. 이것도 1차 진료 의사의 할 일입니다. 뭐든 즐겁지 않다, 먹히지 않는다, 두통이 계속된다는 것은 주요 우울증을 의심하게 하므로 '우선 SSRI를 처방할까'하고 고려하지 말고, 반드시 정신건강의학과에 의뢰하여 주십시오.

스스로 끌어안고 있다가 자살이라도 한다면 책임문제가 발생합니다. 건강해졌으니 나머지는 알아서 진료하라고 되돌려 보내더라도 치료해서는 안됩니다. 조울 주기가 숨어있어 조금 들떠있을 때 SSRI를 계속 처방하면 예기치 않은 사고(살인 등)를 일으키지 않는다는 보장이 없습니다. 환자가 정신건강의학과에 다니고 싶지 않다고 하거나, 지리적으로 정신건강의학과가 주변에 없는 경우, 사미온, 아만타딘, 리바스티그민패취 만은 처방하더라도 무방합니다.

저녁 무렵 컨디션이 나쁘고, 즐거워하는 일도 있으며, 식욕은 왕성하고, 잠도 잘 잔다고 하면 비정형 우울증이라고 생각합시다. 조울 주기가 없다면 1차 진료 의사는 설트랄린 25mg을 처방하여 주세요.

효과가 없으면 설트랄린 2알로 하든가, 파록세틴 1알을 병용합니다. 공황장애가 있는 환자는 클로티아제팜을 병용합니다. 이들이 얼마 지나지 않아 그럭저럭 개선되어 스스로 약을 줄이고 싶다고 말하거나, 또는 외래에 오지 않게 됩니다. 그러므로 정신건강의학과에 꼭 의뢰 할 필요는 없습니다. 환자가 말하는대로 처방을 한다면 크나큰 오류가 일어나지는 않습니다.

그림 16

CDT 준비와 채점방식(Kono, 2000)
만점 9 19단계 (0~9)

		평가대상	만점	최대감점
A	18.2cm ×25.7cm (B5) 시계를 그려주세요 (원과 숫자)	원	1점	-0.5점
B	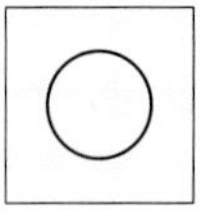 원(8.0cm)을 그려둠 숫자 만 써주세요	숫자	6점	-0.5점
C	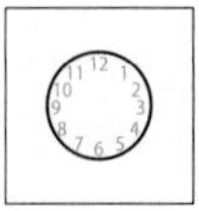 숫자판(8.0cm) 완비 10시 10분 바늘을 그려넣어주세요	바늘	2점	-0.5점

식욕부진타입의 젊은 환자에게는 설피리드(50) 1~3알이 매우 잘 듣습니다만, 부작용으로 살이 찌기 때문에 본인과 상담해가면서 처방량을 감량하십시오. 이 때, 그다지 환자에게 〈설피리드는 살이 찌게 하는 작용이 있습니다〉라고 강조하지 않는 편이 낫습니다. 다음 진료 시, 우울기라면 복용을 그만 두어 버릴지도 모릅니다.

5. 시계그리기테스트(Clock Drawing Test, CDT)(그림 16)

개정 하세가와식 점수를 평가할 때, 난청이라도 의사는 환자의 귀밑까지 다가가 질문을 전달하려고 노력하여야 합니다. 어떠한 수단을 동원하더라도 알아듣지 못하면 시계그리기테스트(CDT)를 시행합니다. 특히 알츠하이머형 인지장애에 쓸모가 있습니다(이상한 그림을 잘 그리는 환자이므로).

Kono 방식의 방법

환자로부터 이상성을 다수 검출하기 위하여 저자가 시행하는 방법을 권합니다.

2. 초진 편 31

그림 16 과 같이 B5판의 용지를 세 종류 사용합니다. 서식A: 백지, 서식B: 직경 8센티미터의 원이 한가운데 그려져 있는 것, 서식C: 직경8센티미터의 완성된 문자판(바늘만 그려져 있지 않음)입니다.

1) 서식A에 '시계를 크게 그려 주세요'라고 지시합니다. 의미를 알아차리지 못하는 듯하면 '우선 큰 원을 그리고 나서 시계의 숫자를 모두 그려 넣어 주세요.'라고 해도 좋습니다. 12개의 숫자 등과 같은 힌트를 주어서는 안 됩니다.

2) 서식A를 완벽하게 그렸다고 하더라도 혹시 모르니 서식B에 '이제는 원이 이미 그려져 있으니까 숫자만 적어 넣어 주세요'라고 지시합니다.

3) 서식C에 10시 10분을 가리키는 바늘을 그려 주세요'라고 지시합니다. 2개의 바늘이라는 등의 힌트를 주어서는 안 됩니다.

시간은 무제한이어도 좋습니다만, 자신의 손목시계나 벽시계를 엿보는 사람은 대개 인지장애입니다.

6. 정량평가(CD 점수)

평가는 정량(9점 만점)과 정성 두 가지 방식으로 시행합니다. 49패턴(졸저 참고)은 인지장애가 그려내는 이상(이상 코드)으로서, 감점대상입니다. 우선 서식 A부터 원에 대한 채점, B에서 숫자에 대한 채점, C에서 바늘에 대한 채점을 합니다. 만점은 A1점, B6점, C2점입니다.

이상한 그림이면 0.5점을 감점하고, A, B, C 각 항목에서 복수의 이상이 있더라도 감점은 최고 0.5점에서 그칩니다. 그리고 득점하지 못할 때는 감점도 하지 않는다는 원칙을 고수하여 주십시오. 즉 제대로 그린 바늘이 하나도 없는데, 이상한 바늘을 감점해 버리면 마이너스 점수가 되어 버립니다. 점수가 8점 이하면 거의 인지장애입니다

단, 인지장애의 반 정도에서는 만점이 나오기 때문에 삼진아웃이 많은 홈런 타자 같은 검사입니다. 다시 말하여 틀리면 거의 인지장애라고 말 할 수 있습니다. 개정 하세가와식 점수는 고타율의 타자이지만, 몇 점 이하는 인지

장애라고 확실하게 말 할 수 없기 때문에 홈런은 거의 나오지 않습니다.

많은 사람들을 대상으로 스크리닝 검사를 하는 경우에는 시계그리기자동 채점시스템 · 크로키(유메디컬, 오사카)로 채점해보면 필자의 채점법으로 보다 더 객관적인 점수를 얻을 수 있습니다.

7. 정성평가

마지막에는 정성으로 이상여부를 평가합니다. 평가용지에 해당 이상한 그림의 #(번호)를 기재하여 둡니다. 알츠하이머형 인지장애(ATD)에 많은데 하여간 쓸데없는 그림을 그리는 경향이 있기 때문입니다. 예를 들면 숫자를 24개 그리면 득점은 6점 만점이며, 감점은 0.5점이므로 5.5의 고득점으로 산출되지만, 정성 검사 상에서는 많은 #이 붙어있으면 이상성을 발견할 수 있습니다.

참고문헌

- 河野和彦. 時計描画テスト(CDT). 老年期認知症ナビゲーター. 平井俊策, 監修. 東京:メディカルレビュー社;2006. p.50-1.
- 河野和彦. 認知症の診断<改訂版>アルツハイマライゼーションと時計描画検査. 大阪:フジメディカル出版;2010. p.63-6.
- クロッキーの問い合わせ先　ユメディカ(大阪)電話06-4800-8626

8. 환각

인지장애를 진료할 때, 가족들에게 늘 여러 번 환각은 없는지, 망상은 없는지, 물어야 합니다. 알츠하이머형 인지장애라고 생각하더라도 뇌 속이 루이소체화되어 환시가 나타나는 날이 있으며, 약의 부작용으로 환시가 유발되더라도 그것은 순수한 ATD나 전두측두엽변성증에서는 일어나기 힘든 일입니다. 또한 우측 전두엽 등에 뇌경색이 일어났는지를 살펴보는 편이 보다 더 좋습니다.

과거에 심한 환시가 있었으나 지금은 사라졌다든지, 입원 중에만 환시가 있었다는 것을 컨디션이 나빴기 때문에 할 수 없었다고 생각하지 말고, 크게 보아 루이소체형 인지장애를 고려하여야 합니다. 톱니바퀴현상, 조작거리는 걸음, 떨림 등 다른 DLB증상이 전혀 나타나지 않더라도 DLB라고 염두에 두는 것이 편이 좋습니다. DLB에 대한 과잉진단은 환자에게 결코 손해로 작용하지 않습니다. 왜냐하면 DLB에 대한 처방이 훨씬 세밀해서 부작용이 적게 나타나기 때문입니다.

파킨슨병과 DLB를 거의 같은 질환으로 보고 처방할 약 내용도 거의 같다고 인식하고 있는 의사는 인지장애 환자에게 처방을 도저히 내려서는 안 되는 수준입니다. 신경내과 전문의라는 호칭이 인지장애도 낫게 할 수 있다는 보증수표는 아닙니다.

루이소체 점수를 체크해 보십시오. 4점 이상이면 90퍼센트 DLB입니다.

9. 루이소체 점수, 톱니바퀴현상(그림 17)

대부분의 루이소체형 인지장애 환자는 약간의 뇌 위축을 가지고 있으며, 뇌 시티가 없더라도 쉽게 진단할 수 있는 인지장애입니다. 진단을 못하는 의사들은 이 질환의 존재조차 모르며, 진찰방법도 모른 채 영상에만 의존하여 파킨슨병과 같은 것이라고 여기는 면이 있는 것 같습니다.

그러나 약제과민성을 보이는 질환이기 때문에 오진은 있어서는 안됩니다. 환자 수도 많으며, 전문의에 의한 의료과오(아리셉트 과잉투여에 의한 보행 불능 등) 건수가 압도적으로 많은 것이 이 질환입니다. 아래 적어둔 루이소체 점수를 정확하게 채점하는 습관을 기른다면 놓칠 일은 없습니다. 가족들에게 알기 쉽게 다음과 같이 질문하는 것이 좋겠습니다.

1. 시판 중인 감기약이 너무 세다고 한 적은 없습니까? (항생제 약진 제외) (2)

2. 환각이 예전에 한 번이라도 있었습니까? (2), 망상이 계속되고 있습니까? (1)

그림 17

루이소체 점수

	조사항목	만점	점수
문진	약제과민성(감기약이 너무 세다 등)	2	
	환시 (2점) 망상 (다른 사람이 있는 것 같은 느낌) (1점)	2	
	의식소실발작(명백한 뇌전증은 제외)	1	
	잠꼬대 (1점) 수면 중 소리지르기 (2점)	2	
	삼킴곤란(식사 중 사레걸리는가?)	1	
	취미도 없는 병적인 성실함	1	
문진 진찰	낮 시간 졸림, 1시간 이상 낮잠	2	
	안정시 떨림	1	
진찰	톱니바퀴 현상 (2점) First Rigidity (1점)	2	
	몸이 기울어지는가? (2점), 약간 (1점)	2	
	합계	16	

3. 의식을 잃은 적이 없습니까? (뇌전증 제외) (1)

4. 잠꼬대는 없습니까? 예전에도. 두런두런 지껄임 (1), 소리 지른다 (2)

5. 식사 중 사레 들립니까? 흡인성 폐렴 (1), 가끔 사레들린다 (0.5)

6. 취미가 없을 정도로 지나치게 일만 합니까? (1), 꽤 성실함 (0.5)

7. 낮에 꽤 꾸벅꾸벅 좁니까? (1), 잠만 잡니까? (2)

8. 안정 시에 손을 떠나요? (1)

9. (진찰) 팔꿈치의 톱니바퀴 양상의 근육강직 (2), 납파이프 양상 근육 강직 (1), 처음에만 저항감이 느껴짐 (1)

10. 몸이 기울어지나요? 꽤 (2), 약간 (1)

판정: 16점 만점 중 3점 이상이면 90퍼센트는 루이소체형 인지장애

톱니바퀴 양상 근육강직(그림 18)을 반드시 진찰하여 봅시다. 현재 일상 생활에서 지장이 없더라도 이 현상이 있으면 앞으로 파킨슨병이나 루이소체형

그림 18

톱니바퀴 현상

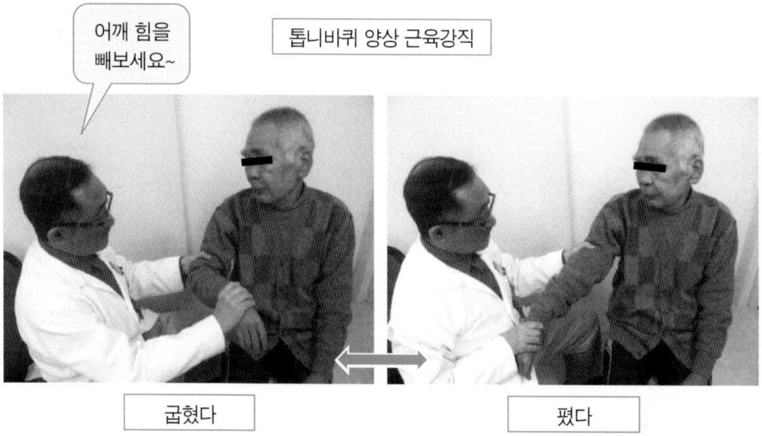

어깨 힘을
빼보세요~

톱니바퀴 양상 근육강직

굽혔다

폈다

환자의 팔꿈치 관절을 수동적으로 굴신시킬 때, 검사자(의사)의 왼손에 톱니바퀴 같은 저항감이 느껴지는 것. 양성이면 뇌 속 도파민 결핍, 파킨슨병이나 루이소체형 인지장애이다. 또한 처방방침으로 아리셉트, 설피리드, 리스페리돈, 할로페리돌은 상대적 금기.

인지장애 증상이 나타날 후보자이므로 설피리드, 아리셉트, 할로페리돌, 리스페리돈을 처방하는 것은 피하여 주십시오.

전두측두엽변성증의 증상이 있으면서 두 팔꿈치에 심한 톱니바퀴 현상이 있으면 Lewy-Pick complex (LPC)일 가능성이 있으므로 픽 점수를 다시 체크해 봅니다. 루이소체 점수, 픽 점수 모두 5점 이상이면서 시티에 전두측두엽변성증의 특징적인 위축이 있으면 LPC라고 진단하십시오. LPC는 필자가 2012년 9월에 인터넷상에서 처음으로 보고한 질환개념입니다.

10. 픽 점수(그림 19)

초진 시, 진찰을 강하게 거부하였다, 진찰 중 기분이 나빠 손이나 발을 꼬고 앉는다, 질문을 하면 가족들을 힐끔힐끔 쳐다본다, 개정 하세가와식 점수 평가 도중 '무슨 뜻입니까?'라고 묻는 환자, 이들 모두 전두측두엽변성증을

| 그림 19 |

픽 점수

중증이면 발병 후 건강했을 때에 대해 물어본다. 중증도가 심하여 채점을 할 수 없고,
시티를 찍을 수 없으면 스코어 + α 로 표기.

장면	분류	상황	하중	점수	비고
태도	기분	진찰거부경향. 기분나쁨. 채혈을 이상하게 무서워한다.	1		
	건방짐	의사 앞에서 손이나 발을 꼬고 앉는다, 어린 아이 같은 태도, 껌을 씹음.	1		
	집중력	좀처럼 앉아 있지 않음, 일어남, 앉는 장소가 매번 다름, 멋대로 나가버림	1		눈이 나쁘면 0.5
진찰	실어	FTLD 검사 세트: ①주로 사용하는 손은 어느쪽 ②오른손으로 왼어깨를 두드림 ③원숭이도 나무에서 떨어진다의 의미 ④홍법대사도 잘못 쓸 때가 있다의 의미	2		가능하나 늦으면 0.5
	실어, 반복	지능검사 중 "무슨 뜻이죠?"라고 묻는다. 상대방 말을 앵무새처럼 따라한다.	2		
	비자극성항진	멋대로 진료기록부를 만진다. 구순경향(흡인, 휘파람, 콧노래)	2		
	실어	ADL이 좋은데 개정 하세가와식 점수는 7점 이하	1		
문진	반사회행동	도벽, 도식, 무전취식(이러한 내용이 한 번이라도 있었으면 양성)	1		
	식성행동이상	병적으로 단 것을 좋아함, 과식, 이식, 급히 먹음, 성적항진	1		원래 그랬다면 0.5
	충동성	스위치가 켜진 것처럼 화냄, 갑자기 태도가 바뀜	1		항상 쉽게 화내왔다면 0.5
	의존성	쉐도잉(가족 뒤를 쫓아다님) 혼자두면 불끈, 북적이면 흥분	1		혼자인 것을 두려워함 0.5
시티	좌우차	대뇌위축도 면에서 확연한 좌우차가 있음 (측두엽이나 해마)	1		미미하면 0.5
	전측두엽위축	knife-edge atrophy(판정표 참조) 심한 전두엽 위축	1		미미하면 0.5
합계 (4점 이상이면 FTLD일 가능성 90%)			16		

knife-edge atrophy 판정기준 ①측두극 각도 35도 미만 ②측두엽 뇌구 고랑이 깊음 ③두개골내측
에서 측두엽이 떨어져 있음 중 2개 이상이면 양성

강력하게 의심할 수 있습니다. 이러한 어색한 느낌이 감도는 상황을 '픽감'이라 하는데, 반드시 픽 점수를 체크하여 그날 당일로 치료를 시작하여야 합니다. 4점 이상이면 90퍼센트 정도가 전두측두엽변성증입니다.

1. 무의미하게 기분이 나쁜 적이 많이 있습니까? (1)
2. 최근 어린애 같이 행동하지 않았습니까? 의자를 돌린다든가, 손을 빤다든가 (1)
3. 집에서 허둥지둥하지 않습니까? 안절부절못하는 모습으로 (1)
4. (진찰) FTLD 검출 세트 (2)
5. 가족들의 말에 '그건 무슨 뜻이야?'라고 물은 적은 없습니까? (2)
6. 콧노래라든가 휘파람을 불거나 하는 일은 없습니까? (2)
7. (진찰) 하세가와식 점수 7점 이하 (1)
8. 가족의 밥반찬을 착각하여 먹어버린 적은 없습니까? 상점에서 돈을 내지 않고 물건을 훔친 적은? (1)
9. 최근에 단 것만 먹지 않습니까? (1)
10. 스위치를 켠 듯 갑자기 화를 낸 적은 없습니까? (1)
11. 가족의 뒤를 그림자처럼 달라붙지 않습니까? 사람들이 붐비는 속에서 흥분하지 않습니까? (1)
12. (시티) 위축에 좌우차가 있다(1)
13. (시티) knife-edge atrophy 또는 심한 전두엽 위축이 있다 (1)

판정 16점 만점 중에 4점 이상이면 90퍼센트 전두측두엽변성증(FTLD)

맨체스터 그룹의 FTLD분류에서는 전두측두엽변성증은 실어증후군과 인지장애증후군으로 나누어지며, 후자의 일부가 픽병(FTD-Pick type)입니다. 가족이 양성증상으로 힘들어하면 간기능 장애나 간 질환이 없다는 것을 확인한 다음 클로르프로마진을 처방하십시오.

11. 치료희망(소통 시트 2013) (그림 20)

초진 때는 뇌 시티 촬영을 할 수 없기 때문에 병형 감별이 힘들지만, 치료

`그림 20`

소통 시트 2013
치료희망과 처방(초진 시와 그 이후)

	치료희망(표적증상)	제1선택(확정진단 전)	제2선택 이후
1	건강하게 지내길 바란다	니세르골린	
2	조용했으면 좋겠다	티아프리드	억제계 세 선발 주자
3	인지장애 진행을 막고싶다	리바스티그민	중핵약
4	각성시키고 싶다	시티콜린 주사 1000mg	아만타딘 병용
5	자게 하고 싶다	브로티졸람	라멜테온 병용 니트라제팜 등

중핵약	리바스티그민 아리셉트 갈란타민 메만틴
억제계 세 선발 주자	티아프리드 억간산 클로르프로마진
3S	디아제팜 할로페리돌 쿠에티아핀

는 하루라도 빠른 편이 좋으므로 가족들의 의사를 물어 봅니다. 인지장애의 세계에서는 의사가 처방을 결정하는 것이 아니고, 함께 살고 있는 가족에게 그 결정을 미루는 것이 정당합니다. 양증에는 억제계, 음증이나 중간증(주변 증상이 없는 상태)에는 흥분계 내지 중핵약을 곧장 처방하더라도 좋습니다.

의료진 스스로가 병형 감별에 어느 정도 자신이 있다면 제1선택 억제계 약물은 ATD와 VD에서는 티아프리드, FTLD라면 클로르프로마진, DLB에서는 억간산입니다. 이 세 선발 주자는 필자의 오랫동안 임상경험을 통해 확정되었습니다. 독자 여러분들이 제 멋대로 처방하지 말고 이대로 처방을 한다면 80퍼센트 정도 성공할 것입니다.

12. 루이소체 타입 판정

루이소체형 인지장애의 3대 무기는 리바스티그민(인지기능), 레보도파/카비도파(보행장애), 억간산(환시)입니다. 보행장애, 환시·망상이 없다면 리바스티그민 만으로도 좋습니다. 여기에 세 증상을 더한 DLB의 여섯 가지 고

그림 21

식욕부진 체크표(대책)

우선순위	대책	가능성 높은 것(빈도가 높은 순으로 나열) (Kono 방법에서 사용 하고 있는 약만)
1	원인약 중지, 감량	중핵약(갈란타민, 메만틴, 아리셉트, 리바스티그민) 억제계(억간산, 리스페리돈, 그 외 모두) 흥분계(디하이드로에르고로이드) 파킨슨병치료제(페르골리드 외) 기타(아로티놀올)
2	합병증 체크	위궤양. 심부전. 폐질환(폐기종 등). 뇌경색 대퇴골경부골절. 경막하혈종. 정상압수두증 갑상샘 기능저하. 변비
3	정신질환	우울상태(설피리드 단기간 처방) 꾀병 심인성요통(듀록세틴 20mg 처방)
4	환경	배우자의 사망, 입원, 자식의 이혼, 빚 자신의 입소, 입원, 동거자 변화 등
5	미각장애	아연결핍(혈청아연검사, 폴라프레징크 처방)

원인이 무엇이든지, 응급처치로 설피리드, 폴라프레징크를 처방하면 80%는 해결

통에는 이외에 의식장애, 삼킴곤란, 우울상태가 들어있으며, 이들 각각에 시티콜린 주사, 페룰산 함유식품(강), 설트랄린이 적용됩니다.

13. 식욕부진 판정(식욕부진 체크표) (그림 21)

식욕이 없는 어르신에게는 아무리 좋은 처방을 하더라도 생활을 지탱할 수 없습니다.

우선 가장 먼저 생각하여야 할 것은 자신이 처방하고 있는 약 탓은 아닌지 과민할 정도로 살펴보는 일입니다. 식욕을 잘 떨어뜨리는 약을 가능성이 높은 순서대로 나열하자면 중핵약 중에서는 1) 갈란타민, 2) 아리셉트, 3) 메만

틴, 4) 리바스티그민입니다. 특히 갈란타민은 위를 잘라낸 환자에게는 처음부터 금기약입니다.

억제계 약물이라면 모두 식욕을 잃게 한다고 해도 과언은 아닙니다. 그러므로 비교적 활발하게 생활하고 있다면 억제계 탓은 아니라는 사실을 알 수 있겠죠. 지나친 진정작용 탓은 아니라는 것입니다. 지나친 진정작용을 보이지는 않지만 식욕을 떨어뜨리는 것은 억간산입니다.

뇌경색 환자에게 처방되는 항혈소판제제는 쉽게 식욕을 떨어뜨리며, 이로 인하여 위궤양을 일으키는지도 모릅니다. 식욕이 회복될 때까지 중단하든가, 1/3로 줄여주십시오.

단 맛의 주스를 좋아하는지 물어보고 RACOL · ENSURE LIQUID와 같은 고칼로리영양제를 주저하지 말고 처방하십시오. 환자는 기력, 체력 모두 쉽게 떨어지기 때문에 즐겁게 식사할 수 있는 환경, 맛이 있는 것이 중요합니다. 이 정도만 먹더라도 필요한 영양소를 효율적으로 섭취할 수 있으며, 위의 연동운동을 활발하게 하여 식욕회복으로 이어질 가능성이 있습니다.

14. 병식 결여

마지막으로 개정 하세가와 점수나 CDT에서 만점을 얻지 못했던 환자에게 '본인 스스로 기억력은 어떠하다고 생각하십니까?'라고 묻습니다. '문제없다'라거나 '나이들어서 그런 것이니 어쩔 수 없다'라는 답이 돌아온다면 병식부족이므로 거의 인지장애로 확정하게 됩니다.

감별진단의 철칙

A 증상 우선주의를 취하자

증상과 영상소견이 모순되는 환자가 적지 않습니다. 이러한 경우에는 증상을 먼저 고려하여 주십시오. 왜냐하면 치료는 증상에 대하여 이루어지는 것이고, 영상에 대해서 처방을 하는 것은 아니기 때문입니다.

알기 쉽게 말하자면 아주 심한 위축이 있는 정상 어르신에게 처방은 하지 않는다는, 그런 말입니다. 인지장애 진료에서의 처방은 알츠하이머 예방접종이 실용화되지 않는 한, 항상 대증요법입니다. 뇌 위축이 가볍더라도 기억장애가 심각하다면 처방을 하지 않으면 안 됩니다. 영상 우선주의 의사라면 '해마가 위축되어 있지 않기 때문에 알츠하이머(ATD)는 아닙니다'라고 결론내려 처방을 하지 않으므로 환자는 길을 잃고 헤매게 됩니다. 진단 프로세스 경험이 적은 의사가 어떤 문제에 대하여 성급한 결론을 내려서는 안 됩니다. 겸허하게 환자의 호소에 귀를 기울이고, 하루라도 빨리 처방을 내려줘야 합니다.

여기서 좋은 예를 보여드리겠습니다. 증상이 전형적인 ATD이지만, 뇌 시티소견에서는 전형적인 뇌혈관성 인지장애(VD)였습니다. 보통은 혼합형 인지장애라 하지만, 저는 ATD + 다발성 뇌경색으로 결론을 내렸습니다. 이렇게 결론내린 경위를 설명하겠습니다.

진단이 어려운 증례

　83세 여성. 도우미와 함께 내원하였습니다. 집안일을 할 수 있는 능력은 없지만, 문제되는 행동은 전혀 없으며, 평온하게 대화도 통하는, 평범한 부인으로 보입니다. 다발성 뇌경색인데도 불구하고 보행은 씩씩하게 빨리 걸으며, 요실금도 없습니다. 3년간 개정 하세가와식 점수는 12점에서 9점으로 떨어졌습니다(그림 22).

　개정 하세가와식 점수는 전형적인 알츠하이머 패턴이었습니다. 즉 어의실어는 명확하지 않고(의미성 인지장애의 부정), 지연재생은 전혀 할 수 없었습니다. 채소를 물으면 벚꽃이라고 하고, 문구 다섯 가지를 생각해보게 하면 벚꽃이라 합니다. 보속현상입니다. 전체적으로 후반 실점 패턴이고, 완전한

그림 22

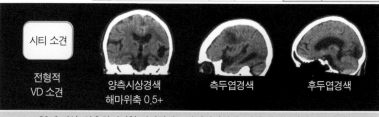

증상과 CT 소견이 일치하지 않으면 증상으로 진단합시다

HDS-R
전형적 ATD 소견

	과제	만점	해당증상 점수		
1	연령	1	0.5		
2	장소	2	1.5		
3	오늘 날짜	4	2		
4	세 단어 복창	3	3		
5	뺄셈	2	1		
6	숫자 역창	2	0		
7	지연재생	6	0	약점	후반실점 패턴
8	채소 10개 상기	5	0	보속	
9	문구 5개 상기	5	1	보속	

시티 소견

전형적 VD 소견

양측시상경색 해마위축 0.5+　　측두엽경색　　후두엽경색

83세 여성 알츠하이머형 인지장애 + 다발성뇌경색 개정 하세가와식 점수 9점

ATD 패턴이라 할 수 있습니다.

뇌 시티는 다발성 경색 소견이었으므로 혼합형 인지장애인가 생각해 봤지만 그렇지도 않습니다. 혼합형이라면 보다 빨리 진행합니다. 다발성 뇌경색이지만, 지능에 영향을 미치지 않았다고밖에 할 수 없습니다. 단, 양측 시상부 경색은 기억에 꽤 손상을 일으키는 장소이지만, 그럼에도 불구하고 신경회로의 우회경로가 발달해 있는 것이지요. 감정실금, 구음장애, 야간 섬망 등의 VD증상은 전혀 없었습니다.

해마위축도 0.5+밖에 없었으며, ATD로 확정할 수 없는 소견이었습니다. 이 증례에서 배운 것은 역시 질환이 중복되어 있을 때의 인지기능 관련 책임질환은 증상으로 결정하여야 한다는 사실입니다. 그러므로 인지장애 외래는 영상이 없더라도 원칙적으로 운영은 가능한 것입니다.

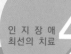

병형별 진단과 대책

A 뇌혈관성 인지장애

1. 질환의 배경

일반적인 의학서에서는 훨씬 빈도가 많은 알츠하이머형 인지장애(ATD)부터 설명하고 있습니다. 그러나 여기에서는 뇌경색 이야기부터 시작하려고 생각합니다. 왜냐하면 대뇌기능에서 뇌의 허혈이 어떻게 문제를 일으키는지 알아야 된다고 생각하기 때문입니다.

여기서는 뇌혈관성 인지장애(VD), 즉 뇌혈관장애(CVD)에 의하여 2차적으로 인지장애가 발생한 환자만을 말하고자 하는 것은 아닙니다. CVD는 뇌경색, 뇌출혈, 지주막하출혈, 일과성뇌허혈발작(TIA)의 총칭입니다. 뇌에 다른 변성 없이 이것만으로 불가역적 인지장애가 발생한 것을 VD라고 합니다. 예전에는 일본의 인지장애 중에서 빈도 1위였습니다. 최근에는 ATD, 루이소체형 인지장애(DLB), VD가 3대 인지장애로 알려져 있으며, 이 순서대로 빈도가 많습니다.

그러나 고혈압을 제압한 것처럼 보였던 일본인들에게서 이번에는 당뇨병이 늘어났고, 이 영향으로 뇌경색이 다시 증가하는 것으로 추정되고 있습니다. 원인불명의 ATD가 아마 서구식 생활로 인하여 늘어난 것일테지만, 당뇨병에 의한 뇌경색이 증가하면 혼합형 인지장애가 이에 비례하여 증가할 우려가 있습니다.

인지장애 책임 질환이 중복되면 환자는 당연히 늘어날 것이며, 따라서 그 진단은 더욱 어렵게 될 것이므로, 아주 세밀한 처방이 필요해지겠죠. 뇌허혈은 뇌 시티에서 흔적을 남기지 않는 경우도 있어, 범인은 완전범죄같이 그

모습을 숨기더라도 인지장애를 악화시키는 경우도 있으므로 증후학 습득이 중요해집니다. 영상과 증상의 두 수레바퀴를 모두 잘 다루지 않는다면 정확한 진단을 할 수 없는 시대를 맞이하고 있습니다.

자! 지금부터는 CVD만으로 인지장애가 발생한 경우(VD)와 기타 인지장애를 악화시키는 혈관인자로 나누어 설명하겠습니다.

2. 뇌혈관성 인지장애

영상을 보기 전에 VD로 진단하는 것은 매우 어려운 일입니다. 뇌졸중 과거력이 있고, 편마비가 있더라도 이 환자가 겪고 있는 인지장애 책임 질환이 반드시 VD라고 할 수 없습니다. 인지기능저하는 ATD, 마비는 경색에 책임이 있는 환자도 있기 때문입니다.

그러나 사소한 의사의 말에 심하게 울어대는 경우(감정실금)는 VD입니다. 야간 섬망도 특징적입니다. 물론 혼합형 인지장애(ATD + VD)는 부정할 수 없지만, 감정실금은 VD를 책임 질환으로 추정할 수 있는 한 단서가 됩니다.

VD라는 증거를 태도로 안다는 것은 쉬운 일은 아니지만, 개정 하세가와식 점수(HDR-S)를 평가할 때, 오래 생각한 뒤 '죄송합니다'라며 미안해하는 환자, 자신의 기억력이 나쁘다고 인정하는(병식) 경우는 VD패턴의 환자입니다. 시계그리기테스트(CDT)는 반드시 완벽하게 해냅니다.

환자의 팔꿈치를 수동적으로 굴신시킬 때 톱니바퀴 현상은 보통은 없으며, 있더라도 납파이프강직 정도입니다. HDS-R에서는 지연재생이 정확하게 가능하며, 시계그리기도 완벽하게 해냅니다. VD는 날짜 개념은 아주 좋은 것으로 알려져 있습니다. 이미지로는 화를 잔뜩 내는 남성에게 많습니다. 거의 대부분이 장기간 고혈압을 앓고 있습니다.

VD는 CVD에 의한 운동장애가 있는 환자와 없는 환자로 나누어집니다. 부전마비로 보행이 늦으며, 구음장애가 있고, 침을 흘리며, 식사 중에 사레 들리는 환자는 거의 VD입니다. 하지만, HDS-R에서 지연재생(세 단어의 기억)이 전혀 되지 않거나, 뇌 시티에서 해마위축이 2+이상이든지 하면 ATD가 합병된 것(고전적 혼합형 인지장애)이라 생각하여, ATD 치료약도 처방하여 주십시오.

전형적인 증례

78세 남성. 개정 하세가와식 점수 15점으로 지연재생(세 단어의 기억)은 잘 하였습니다. 보행 시에는 반드시 지팡이를 사용하여야 했으며, 걸을 때 양 다리를 벌리지 않으면 밸런스를 맞출 수 없는 상태(wide based)였습니다. 모든 동작, 말하기가 느리고, 침을 많이 흘렸습니다. 아무일 아닌 것에도 잘 웃었으며(감정실금), 뇌 시티에서 다발 경색과 빈스뱅거형 허혈 두 타입의 경색이 함께 나타났습니다(그림 23).

그림 23

뇌혈관성 인지장애

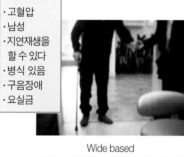
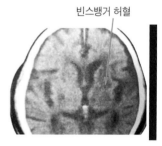

빈스뱅거 허혈

· 고혈압
· 남성
· 지연재생을
  할 수 있다
· 병식 있음
· 구음장애
· 요실금

Wide based

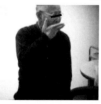
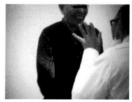
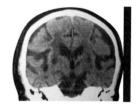

침흘림   감정실금(웃음)   시상, 피각의 다발경색

78세 남성 뇌혈관성 인지장애 개정 하세가와식 점수 15점

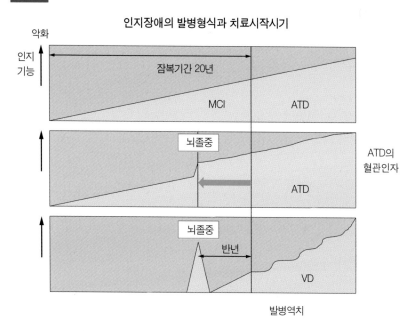

인지장애의 발병형식과 치료시작시기

3. 혈관인자

　저는 VD를 형성할 정도 규모의 CVD가 아닌데도 불구하고 ATD 등 다른 변형성 인지장애 병상을 보다 악화시킨다든지, 진행을 빠르게 한다든지, 갑자기 악화시키는 경우를 혈관인자라고 부르며(그림 24), 매우 중요시하고 있습니다. 또한 섬망이 잘 발생하므로 간병 측면에서도 굉장히 힘들어지는 인자라고 말할 수 있습니다.

　ATD 만이라면 평온하게 자택에서 보낼 수 있는데도 불구하고 뇌경색이 추가되면 갑자기 BPSD(문제행동)가 증가한다든지, 컨디션 난조가 일어나기도 합니다. 미국의 넌 스터디(Nun-Study, 수녀 연구)에서도 혈관인자의 공포가 여실히 드러났는데, 부검에서 ATD라고 진단된 그룹 가운데서도 뇌경색이 있고 없음에 따라 생전 간이정신지능검사(MMSE) 점수가 전혀 달랐다고 합니다(3점 : 15점) (그림 25).

그림 25

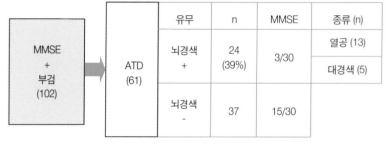

The Nun Study
(수녀를 대상으로 한 인지장애 역학연구)

	유무	n	MMSE	종류 (n)
ATD (61)	뇌경색 +	24 (39%)	3/30	열공 (13)
				대경색 (5)
	뇌경색 -	37	15/30	

Snowdon DA, et al. JAMA. 1997;277:813-7.

증례(그림 26)

가벼운 ATD로 통원 중이었던 여성. 어느 날 진료실에 들어오는 순간, 얼굴이 가면상이어서, 우울상태라는 것을 곧장 알아차렸습니다. 뇌 시티를 찍자 왼쪽 시상부에 경색이 일어나 있어, 아리셉트를 증량할 것이 아니라 니세르골린 + 클로피도그렐이라는 혈관인자대책을 처방하였습니다. 다음 외래에서 곧바로 밝아졌습니다.

그림 26

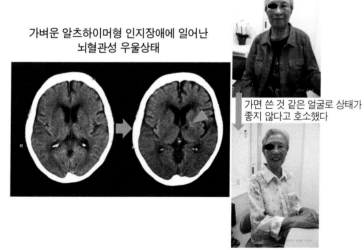

가벼운 알츠하이머형 인지장애에 일어난
뇌혈관성 우울상태

가면 쓴 것 같은 얼굴로 상태가
좋지 않다고 호소했다

니세르골린으로 개선

4. 뇌혈관성 우울상태

CVD에 의한 인지장애는 아니지만, 최근 심한 음증이 발생한 경우를 뇌혈관성 우울상태라고 부르고 있습니다. 당연히 인지장애 고위험도에 해당하며, 니세르골린에 반응하지 않으면 아만타딘을 추가하며, 경우에 따라서는 ATD에 대한 개입을 놓쳤다고 가정하여 중핵약(갈란타민, 리바스티그민)을 투입합니다. 최종 수단은 설트랄린, 파록세틴입니다.

5. 뇌혈관성 파킨슨증후군

CVD에 의하여 조작조작 걷는 보행장애가 있는 경우에는 팔꿈치에 톱니바퀴 현상이 일어날 턱이 없지만, 있더라도 납파이프 강직입니다. 이 경우에는 파킨슨병 치료약에 손을 대지 않아도, 우선 니세르골린 만으로도 개선되지 않을까 하고 시도해 봅니다. 양 팔꿈치에 톱니바퀴 현상이 있으면 원래부터 대뇌의 도파민이 계속 저하되어 있는 것으로 생각하여 니세르골린, 아만타딘과 함께(그림 27) 레보도파/카비도파 챌린지 테스트(아침에 50mg을 복용시켜보고 부작용이 없으면 증량한다)를 시도하여도 좋겠습니다.

그림 27

뇌경색이 일으키는 신경질환

신경질환	잘못된 선택	명확한 근거	진행억제
뇌혈관성 인지장애(음성증상)	아리셉트 ▲		
뇌혈관성 파킨슨증후군	항파킨슨약물 ×	니세르골린	실로스타졸 클로피도그렐
뇌혈관성 우울상태	항우울제 ×		

▲ 그다지 효과 없음   × 효과 없음

6. 실어증후군(그림 28)

우위반구(대부분의 사람은 왼쪽) 측두엽에 큰 뇌경색이 일어나 상대방의 말을 이해할 수 없는 경우(감각실어)와 말이 안 나오는 경우(운동실어)를 실어증이라 합니다. 진행성은 없어, 인지장애는 아닙니다. 언어치료의 적응증이지만, 감정이상이나 문제행동이 더해지면 뇌혈관성 인지장애의 합병이라 생각해도 무방합니다.

인지장애 때문에 간병이나 재활훈련에 거부적으로 나온다면 일종의 픽화(픽병과 유사한 증상이 더해진 것)라고 생각하여 무리하게 강요하는 것은 그만 둡니다. 단, 클로르프로마진 등의 픽세트로 고분고분해지게 할 수 있습니다.

전두측두엽변성증(FTLD)의 실어증후군은 CVD는 존재하지 않고, 뇌 변성에 의하여 상대방의 의도를 알지 못하게 되는(의미성 인지장애) 경우와 말

그림 28

실어증후군

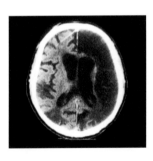

실어증
· 대뇌의 후천성 국소성 병변(뇌좌상이나 뇌혈관 장애)의 결과로 발생하는 병소 증상
· 지능장애나 의식장애를 동반하지 않음
· 진행하지 않음

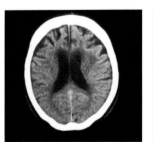

진행성 실어
· 신경변성질환
· 병명의 변천사
완서진행성 실어, 원발성 진행성 실어, 의미성 인지장애, 진행성 비유창성 실어 등으로 질환명이 제창되어 왔다. 현재는 전두측두엽변성증(FTLD)의 일부.

을 더듬거리며 유창하게 말하지 못하는 경우가 있습니다. 전자는 의미성 인지장애, 후자는 진행성 비유창성 실어라고 하며, 증상은 진행됩니다. 이것을 실어증이라고 하는 연구자도 많이 있지만, 저는 CVD에 의한 실어증과는 다르기 때문에(진행성이므로) '실어증후군'으로 부릅니다.

7. VD 처방법

혼합형은 말할 것도 없지만, ATD나 루이소체형 인지장애(DLB)에 작은 크기의 뇌경색이 병발하더라도 환자가 음증(활발하지 않다)이면 니세르골린을 병용하여야 합니다. 뇌허혈 영역이라 부르는 것은 뇌 시티에서는 나오지 않습니다. 실제 뇌경색이 있는 위치보다 주위가 광범위하게(특히 전두엽에) 뇌혈류가 저하되어 있다고 생각합니다.

뇌경색 가운데 혈류역학적 타입(경계영역경색)은 경동맥이 좁아져 있을 가능성이 높으며, 일반적인 처방약으로는 혈관구조 개선이 불가능하므로 붉은 지렁이의 소화효소를 주성분으로 하는 건강보조식품을 권장하여야 합니다. 필자도 복용하고 있는데 혈압을 내려주고, 동맥내강 피떡을 줄여주며, 말초순환개선작용도 분명합니다.

아울러 고령자는 갈증이 쉽게 일어나지 않는다는 특성이 있어 물을 그다지 마시지 않습니다. 따라서 여름철 탈수예방을 위해 이온음료를 권장하며, 오랜 목욕, 사우나, 장시간 풀베기 등을 하지 않도록 주의를 줍니다.

B   **알츠하이머형 인지장애**

1. 진단기준의 한계

알츠하이머형 인지장애(ATD)는 병리진단명이므로 생전에 완벽히 진단하는 것은 어려운 일입니다. 왜냐하면 아밀로이드 펫트 양성자 중에는 루이소체형 인지장애도 포함되어 있기 때문입니다.

대뇌피질에 노인반, 알츠하이머 신경원 섬유변화, 신경세포탈락 정도가
병리 진단기준에 합치되면 확정적으로 진단됩니다.

1998년에 발표된 미국 여러 의료기관에서의 인지장애 2,188 부검례를
검토(Maueux)한 결과에서, 빈용되는 NINCDS – ADRDA 또는 DSM – Ⅲ
/DSM – ⅢR 기준에 따른 ATD 임상진단 특이도는 55퍼센트였습니다. 즉
ATD 이외의 인지장애가 ATD로 진단되기 쉽다는 것입니다.

2000년에 발표된 피츠버그대학에서의 295례 검토(Lopez)에서도 특이도는
88퍼센트였습니다. 그러므로 1차 진료 의사는 오진을 걱정하지 말고 잘못된
처방(양증, 루이소체형 인지장애, 픽병에 아리셉트 만을 투여하는 일)만 하
지 않으면 괜찮다고 생각합니다.

참고문헌

- Mayeux R, Saunders AM, Shea S, et al. Utility of the apolipo-protein E genotype
  in the diagnosis of Alzheimer's disease. Alzheimer's Disease Centers Consortium
  on Apolipoprotein E and Alzheimer's Disease. N Engl J Med. 1998; 223: 506-11.
- Lopez OL, Becker JT, Klunk W, et al. Research evaluation and diagnosis of prob-
  able Alzheimer's disease over the last two decades. J Neurology. 2000; 55: 1854-62.

2. 최소한 해주었으면 하는 것

필자가 주장하고 싶은 것은 ATD를 진단할 수 없더라도 픽병과 루이소체
형 인지장애 진단 정도는 할 수 있도록 하자는 것입니다. 모두 ATD, 모두
아리셉트 처방이라는 어리석은 진료는 그만두었으면 합니다. 부작용이 꼬리
를 물게 하는 의사가 정말 진상입니다. 감별진단에 자신이 없으면 리바스티
그민을 처방하면 그다지 문제는 없습니다.

원래 ATD 진단기준은 '다른 질환의 가능성이 배제되고 남은 것은 ATD'라
는 소극적 판정법입니다. ATD 환자가 100명이 있다고 한다면 뇌 시티만으
로 ATD가 확정적인 환자(심한 뇌위축)는 10명, 전형적인 증상(뒤에 설명함)

으로 확정적인 환자는 50명 정도입니다.

이러한 상황이라면 인지장애 가운데 ATD가 가장 많지만, 사실은 루이소 체형 인지장애와 전두측두엽변성증 진단을 하지 못하는 의사는 ATD 진단도 불가능하다고 보아야 합니다. ATD가 대다수의 집단을 구성하고 있음에도 불구하고 'ATD를 아는 자, 인지장애를 제어할 수 있다'는 것은 말이 되지 않 습니다.

대부분의 전문의는 영상에서 뇌경색이 없으면 ATD이지 않을까 하는 식으 로 어떻든 진단을 내리고 있으며, 톱니바퀴양상 근육강직 확인이나 가족들 에게 중요한 문진을 게을리 하고 있습니다. 또한 인지장애 책임 질환이 중복 되어 있으면 뇌혈류 측정은 무의합니다. 전문의의 ATD라는 진단은 믿지 말 고, 스스로 문진을 여러 번 해보십시오. 루이소체 점수 2점 이하, 그리고 픽 점수가 3점 이하라면 거의 ATD라고 보아도 틀림없습니다.

ATD는 두정엽 기능이 저하되기 때문에 산책, 운전, 여행지 등에서 헤매는 것부터 첫 증상이 나왔다면 ATD 일 가능성이 높다고 생각합니다. 설령 뇌 시티에서 해마위축이 가볍더라도 ATD를 부정할 수 없습니다. 병식이 있는 환자도 있고, 없는 환자도 있으므로 병식 결여가 ATD라고 공식처럼 외워서 는 안 됩니다.

3. ATD의 분위기

1) 매우 건강해 보이며(그림 29), 씩씩하게 걷는다. 여성에게 많다.
2) 기억장애에 대하여 그렇게 심각하게 생각하지 않는다.
3) 방향감각이 나쁘다. 길을 잃어버린 적이 있다.
4) 요실금은 없다.

모든 ATD의 해마가 심하게 위축되어 있는 것은 아니기 때문에 개정 하세 가와식 점수와 시계그리기테스트만으로 거의 진단을 내려주세요. 개정 하세 가와식, CDT, 루이소체 점수, 픽 점수 네 항목을 시행했다면 임상의로서는

그림 29

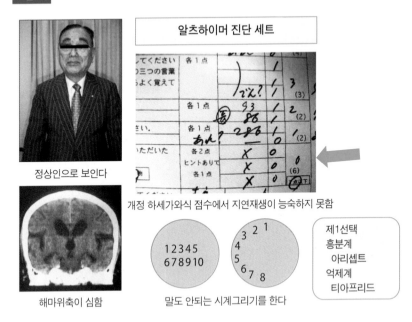

알츠하이머 진단 세트

정상인으로 보인다

해마위축이 심함

개정 하세가와식 점수에서 지연재생이 능숙하지 못함

말도 안되는 시계그리기를 한다

제1선택
흥분계
아리셉트
억제계
티아프리드

합격점입니다. 만약 병리조직이 ATD가 아니라는 결과가 나왔다 하더라도 이것은 비전형적인 환자인 것으로 방법이 없습니다.

4대 인지장애(ATD, DLB, VD, FTLD)의 중심위축부위와 증상을 **그림 30** 에 정리하였습니다. ATD는 측두엽과 두정엽이 장애를 일으키기 때문에 심한 기억장애와 길을 잃어버린다는 사실을 외어 두십시오.

4. 개정 하세가와식 점수(HDS-R)에서의 특징

1) 지연재생이 힘들다(2/6 이하)

2) 후반 실점 패턴이 많다(연령, 날짜, 계산까지는 잘하나, 7, 8, 9에서 엉망이 된다)

3) 같은 채소를 몇 번씩이나 말한다(대개 다섯 개까지밖에 나오지 않는다)

4) 보속현상(앞 과제에 해당하는 답이 섞여진다)

그림 30

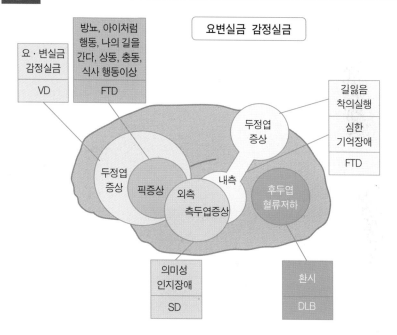

요변실금 감정실금

방뇨, 아이처럼 행동, 나의 길을 간다, 상동, 충동, 식사 행동이상
FTD

요 · 변실금 감정실금
VD

두정엽 증상
픽증상
외측 측두엽증상
내측
두정엽 증상

후두엽 혈류저하

길잃음 착의실행
심한 기억장애
FTD

환시
DLB

의미성 인지장애
SD

5) 아무렇게나 적당히 응답한다(잘 모르는데도 아무렇게나 즉각 대답한
다. 길게 생각하지 않는다)

HDS-R 평가를 할 때, 보속이라는 ATD 특유의 증상을 쉽게 검출해 내기
위해서 저는 그림 14처럼 8, 9 과제를 역순으로 시행합니다. 이 내용을 복사
하여 사용해 보시면 어떻겠습니까?

보속이라 함은 앞 질문의 말이 뒤에도 혼선되어 대답하는 병적 현상입
니다. 지연재생(벚꽃, 고양이, 지하철 세 단어를 기억)을 하게 한 뒤, 채소
10개를 생각해내게 하면 배추, 인삼, 오이, 고양이와 같은 식으로 말을 합니
다. 그리고 마지막에 다섯 개의 문구를 생각내보도록 하면 연필, 칫솔, 무라
고 말해 버립니다.

게다가 지연재생 평가를 할 때, 벚꽃을 생각하게 하려고 '분홍색 꽃'이라고

의사가 힌트를 주면 '분홍색 동물'로 머리 속에서 혼선이 되어 '돼지'라고 답하는 경우도 있습니다. '동물' '타는 것' 두 힌트가 혼선되어 '말'이라 하는 사람도 있습니다. 이것은 매우 알츠하이머적입니다.

그리고 질문에 대하여 '무슨 뜻입니까?' '무슨 말이죠?' 등, 의사가 하는 말의 의미를 이해하지 못하는 경우에는 전두측두엽변성증일 가능성이 있습니다.

5. CDT에서의 특징

1) 웃게 만들어 버릴 정도의 말도 안되는 그림을 그린다.
2) 벽시계나 손목시계를 컨닝하길 좋아한다.

ATD는 만약 CD 점수가 높더라도 이상성이 많이 검출됩니다. 그림 31 정도의 이상으로 나오면 거의 ATD가 확정적입니다. Wolf-Klein이 ATD로 보

그림 31

알츠하이머형 인지장애에서 많이 나타나는 이상 CD
(Wolf-Klein GP)

( ) 안 숫자는, Kono 조사 1099명 중의 빈도

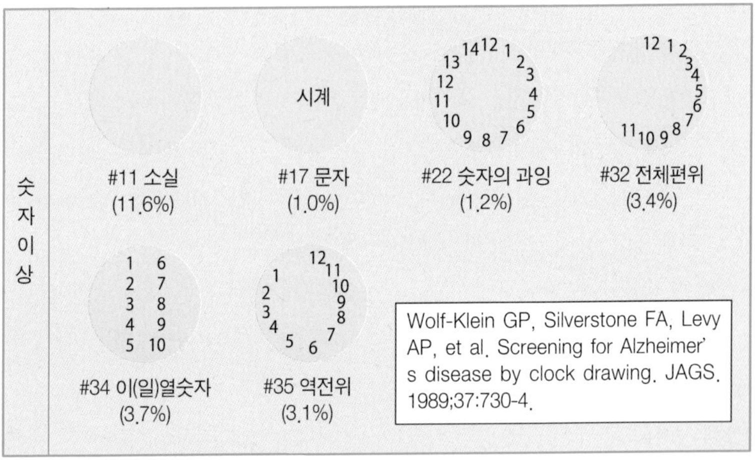

숫자 이상	#11 소실 (11.6%)	#17 문자 (1.0%)	#22 숫자의 과잉 (1.2%)	#32 전체편위 (3.4%)
	#34 이(일)열숫자 (3.7%)	#35 역전위 (3.1%)		

Wolf-Klein GP, Silverstone FA, Levy AP, et al. Screening for Alzheimer's disease by clock drawing. JAGS. 1989;37:730-4.

그림 32

알츠하이머 점수

	조사항목		총점	점수
문진	익숙한 길에서의 길잃음, 운전 실수 과거력		1	
	착의실행(바지를 뒤집어 쓴다 등)		1	
	병식결여(나이 탓이다 1점 정상이다 2점)		2	
진찰	HDS-R ( )점	【7】 지연재생 득점이 3/6 이하이다	1	
		【8】 채소 10개 보속(벚꽃 등이 혼입)	1	
		같은 채소를 반복한다(2종 이상으로)	1	
		【9】 문구 5개 보속(채소 등의 혼입)	1	
	CDT ( )점	【A】 원 만	1	
		【B】 글자 과잉 전체편위 이열 역전위	1~5	
영상	해마위축도 2+/4+ 이상이다		2	
	합계		16	

HDS-R 과제 【8】【9】 는 역으로 시행한다. 중증일수록 점수가 높아지는 것은 아니다.

여진다고 발표한 여섯 가지의 이상한 그림인데, 일본인 환자에게 적용해도 이런 그림은 거의 ATD 밖에 그릴 수 없다는 것을 확인하였습니다.

전형적인 ATD는 개정 하세가와식 점수가 만점에 가깝고, 시계그리기가 0점이라는 패턴을 보입니다. 이것은 두정엽기능장애(공간 지남력장애)를 나타내는 것입니다. ATD 같은 그림을 그리면 만약에 뇌 시티에서 다발성 경색이 발견되더라도 증상은 ATD라고 인식하여야 하며, 혼합형 인지장애로 종합적인 진단을 합니다.

이렇게 되면 갈란타민 등과 같은 ATD 치료약과 니세르골린 같은 혈관확장제의 병용이 바람직합니다. 알츠하이머적인 이상한 그림은 알츠하이머 점수(그림 32)에 가점되도록 되어 있습니다. 이 점수에서는 뇌 시티에서 해마위축이 2+ 이상(그림 33)에서 가점되는데, 뇌 시티가 없더라도 다른 데서 가점되면 ATD 가능성이 높습니다. 정상으로 보이는 환자가 ATD이고, 의사가 신경 써서 검사를 하면 간단하게 검출되는 인지장애입니다.

해마위축이 적더라도 두정엽 위축이 뚜렷한 경우는 신피질타입(neo-

그림 33

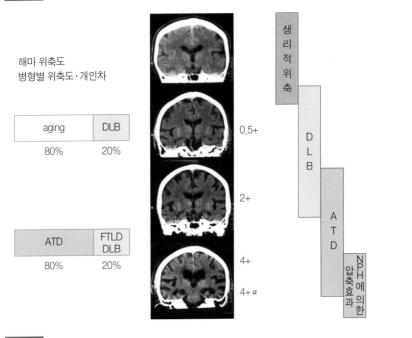

해마 위축도
병형별 위축도·개인차

aging	DLB
80%	20%

ATD	FTLD DLB
80%	20%

그림 34

알츠하이머형 인지장애에서의 해마위축 개인차

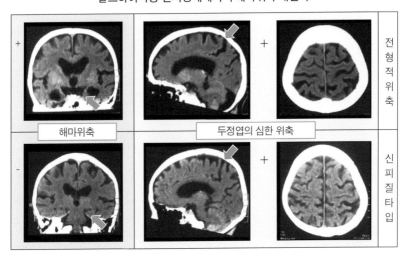

그림 35

일차성 인지장애의 뇌위축과 허혈에 의한 뇌위축의 CT 영상상 차이점

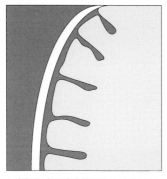

뇌구가 길고 깊게 균등하게 파여 있음
visual Alzheimerization

뇌구가 파인 것이 아니고 전체
뇌피질이 가라앉아 있음
ischemic atrophy

cortical type) (그림 34)인데, 그 빈도는 꽤 많습니다. 해마가 위축되어 있지 않더라도 지연재생이 잘 되지 않으며, 두정엽에 뇌구가 길게 많이 파여 있으면 자신을 가지고 ATD라고 생각하여 주십시오. 또한 대뇌피질의 변성(푹 파인 자국)과 허혈에 의한 2차적 위축(높은 부위가 가라앉은 자국)의 차이를 그림 35 에서 확인하여 뇌 시티 판독에 도움이 되었으면 합니다.

6. 어떻게 하더라도 감별 진단이 불가능할 때

1) ATD, VD, DLB, FTLD 진단 확정을 할 수 없을 때는 SD-NFT이거나 AGD일지 모릅니다. 이 두 질환은 특이적인 치료법은 없기 때문에 ATD로 다루어도 무방합니다.

2) 1)에 해당하는 환자를 3~10년 동안 경과를 지켜보며 HDS-R 점수는 그렇게 낮아지지 않지만, 어디까지나 인지장애로 지속되는 경우는 SD-NFT 내지 AGD이지 않을까 생각하는 편이 좋습니다(진행이 늦다는 사실에서 추정할 수 있습니다). 두 질환 모두 생전 진단은 불가능하지만, 아밀로이드 펫트에서는 반드시 음성입니다.

7. ATD 처방법

a) 인지기능

음증이나 중간증 1) 리바스티그민, 또는 2) 아리셉트, 또는 3) 갈란타민
양증 티아프리드(25) 1~3정

ATD에 대한 아리셉트 평균 유지량은 3.6mg(필자의 경험 700례 기준)입니다. 게다가 41퍼센트에는 티아피르드 병용이 필요했습니다(그림 36). 이 정도로 아리셉트는 흥분계 약물인 것입니다.

티아프리드 1일 75mg으로 쉽게 화내는 일이 가라앉지 않는 경우는 픽병일 가능성이 있습니다. 간 장애가 없는지 확인한 다음 티아프리드를 클로르프로마진으로 교체합니다(픽세트). 1일 25~75mg 사이에서 효과가 반드시 나타날 것입니다. 안정이 되면 리바스티그민 또는 갈란타민을 병용합니다. 결국에 티아프리드는 필요 없게 됩니다.

여기서 흥분계, 중핵약, 억제계가 각각 차지하는 위치를 확인해 봅시다(그

`그림 36`

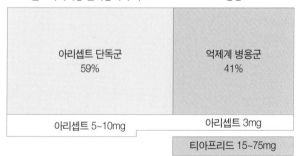

알츠하이머형 인지장애의 치료

●알츠하이머는 루이소체화될 수 있으므로 리스페리돈은 선택지에 넣지 않는다

Dr. Kono의 골든 데이터 아리셉트를 7개월 이상 복용한 알츠하이머 700명에서의 평균 유지량은 3.6mg이었고, 억제계(주로 티아프리드)를 병용해야만 했던 환자가 41%였다. 아리셉트 5mg을 모든 사람들에게 처방하는 것은 도저히 불가능한 일이다.

그림 37

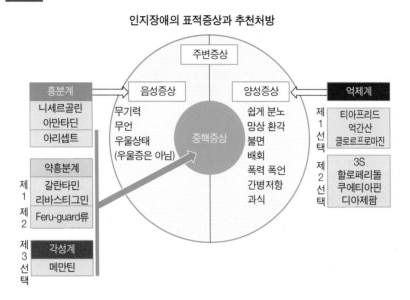

인지장애의 표적증상과 추천처방

림 37). 아리셉트는 중핵약 네 가지 성분 중에서 흥분성, 도파민 억제작용이
가장 강합니다.

b) 운동기능

조작조작 걷는 보행 장애 출현

톱니바퀴 현상을 확인하고 루이소체 점수를 체크합니다.

1) 네 개 이상이면 루이소체형 인지장애 처방으로 바꿉니다.

아리셉트를 감량하든지 리바스티그민으로 변경하고, 티아프리드를 줄
입니다. 할로페리돌이나 리스페리돈은 처방해서는 안 됩니다.

2) 루이소체형 인지장애가 의심되지 않는다면 척주관협착증, 폐쇄성동맥
경화증의 합병증이 없는가, 확인 합니다. 뇌 시티에서 정상압수두증의
합병증이 없는가도 확인합니다.

요실금이 나타남

복압성요실금(재채기 할 때 소변이 나와 버림)이라면 비뇨기과에 소개합
니다. 절박성요실금(화장실에 갈 때까지 참지 못함) 또는 빈뇨가 갑자기 나
타나면 뇌 시티를 찍어 전두엽 뇌경색이나 정상압수두증의 합병유무를 확인
합니다. 서서히 나타난다면 ATD 진행에 의한 것입니다. 솔리페나신(5mg)
1일 2알까지 시도해 봅니다. 유효율은 20퍼센트. 남성은 전립선비대, 요폐,
방광염의 과거력이 있으면 처방은 보류합니다. 남성은 1회 투여량 5mg까지,
여성이라면 7.5mg까지 가능합니다.

ⓒ 신경원 섬유변화형 노년기 인지장애(SD-NFT)

프로필: 대부분의 의학서에서 인지장애 병형 중 〈기타〉로 분류해 넣고 있
는 것이 SD-NFT와 AGD입니다. 전문가의 말을 빌리면 SD-NFT는 연속
부검례의 3~6퍼센트를 차지한다고 합니다. 대부분은 알츠하이머형 인지장
애(ATD)로 오진되고 있으며, 5년, 10년이 지나도 전혀 진행되지 않는 환자
는 이 질환으로 생각됩니다. 반수 이상의 증례가 병적인 기억장애 중심이며,
인지장애라고는 말하기 어려울 정도로 진행이 느립니다. 인격 수준도 그대
로 유지됩니다.

1) 환자: 후기 고령자에게 많다. 90세 이상이 되면 20퍼센트를 차지합니다
   (Yamada).
2) 증상: 처음 발생은 기억장애이며 서서히 진행
3) 영상: 해마는 위축되어 있지만, 미만성 대뇌피질위축은 가볍습니다. 비
   교적 후방에 병변이 뚜렷합니다. 형태 영상으로는 감별에 한계가 있으
   며, 병리 확정 예에서의 스펙트, 펫트 소견 데이터 집적은 축적되어 있
   지 않습니다.
4) 생전 진단: 아밀로이드 펫트에서 음성소견을 보이는 증례 가운데 본증

이 포함되어 있습니다. 뇌척수액 마커인 Aβ1-42가 ATD처럼 저하되어 있지 않다고 생각해 볼 수 있습니다.

5) 확정 진단: 신경원 섬유변화만 나타나고, 노인반은 발견되지 않습니다. ATD와 신중히 감별한 결과 새로운 질환 단위였음을 확정하였습니다 (Yamada).

6) 처방법: ATD와 같습니다. ATD로 오진되어 아리셉트가 처방되는 증례가 매우 많다고 생각되지만, 그렇다고 특별히 해를 일으키지는 않는다고 생각됩니다. 본증에 아리셉트가 주효하였다는 보고는 없습니다. 효과가 없었는지, 병리학적인 동정에 시간이 걸리기 때문에 판명되지 않았는지는 불분명합니다.

참고문헌

• Yamada M, et al. Dementia of Alzheimer type and related dementias in the aged: DAT subgroup and senile dementia of the neurofibrillary tangle type. Neuropathology. 1996; 16: 89-98.

D 은친화과립성 인지장애(AGD, dementia with argyrophilic grains)

평균 연령은 높아 80세 전후이며, 전문가의 의견에 따르면 인지장애의 5~10퍼센트를 차지한다고 합니다(Togo). 유사 기억장애, 장소와 시간에 대한 지남력장애라는 일반적인 인지장애 증상을 보여 ATD로 오진됩니다. ADL도 꾸준히 유지됩니다.

대부분의 인지장애 질환에 합병되어 임상 특징에 대하여 충분한 의견수렴이 모아지지 않고 있습니다. 병변이 편도핵을 포함하는 대뇌변연계에 국한되기 때문에 ADL이 유지됩니다. 보고는 적지만, 이 부위의 장애를 반영하여 오래 지속되지 않는 불쾌감, 충동성을 포함하는 정동장애나 성격변화가 일어납니다(이케다).

2례의 연소형 발생 증례에서는 내 길을 가는 행동 등에서 픽병이 의심될 정도였지만, 병리는 순수한 AGD 였습니다.

확정진단: 은친화성과립(AG)은 우회회(ambient gyrus), 해마 CA1에서 지각부까지, 후각내피질(entorhinal cortex), 주변후피질(perirhinal cortex), 편도핵, 뇌섬엽 등의 변연계에 나타나며, AG 출현 영역에는 타우 양성의 pretangle, balloned neuron, coiled body가 나타납니다(요시다).

참고문헌

- Togo T, Akiyama H, Iseki E et al. Occurrence of T cells in the brain of Alzheimer's disease and other neurological diseases. J Neuroimmunol. 2002; 124: 83-92.
- 池田研二, 秋山治彦, 新井哲明, ほか. Argyrophilic Grain Dementia(Braak) 3症例の臨床病理学的検討. 神経研究の進歩. 1998; 42(5): 855-66.
- 吉田 眞理. Argyrophilic Grain Dementiaの神経病理学的研究 KAKEN Detabase of Grants-in- Aid for Scientific Research/ Project Number: 16500230.

처방법: ATD와 같습니다. 반응이 없으면 재빨리 페룰산 함유 식품을 투입합니다.

E **루이소체형 인지장애**

1. 프로필

최근 이 질환 환자가 급증하고 있다고 알려져 있으며, 인지장애의 약 20퍼센트를 차지할 정도로 일본인 인지장애에서 두 번째 자리를 하고 있습니다. 필자도 인지장애 외래에서 환자 증가를 실감하고 있으며, 부작용이 잘 발생한다는 특징이 있으므로(약제과민성) 처방에 세심한 주의가 필요한 질환입니다.

평소 생활이 매우 성실한 성격에게 잘 일어난다고 하며, 병식도 남아있으므로 본인 스스로도 괴로워하고 있으며, 환시, 보행장애, 삼킴기능장애 등 육체적 부조화로 인해 우울상태도 쉽게 심해지는 상황에 놓입니다. 따라서 우울증으로 오진되기 쉬우며, 잘못된 투약으로 의료과오가 일어나기 쉬운 입장에 놓여있습니다.

대뇌 내에서는 도파민, 아세틸콜린 모두 저하되어 있어 알츠하이머형 인지장애로 보이는 환자, 파킨슨병으로 보이는 환자 등 가지각색이어서 루이소체형 인지장애(DLB)로 정확하게 진단 내려지는 일이 적습니다. 그리고 대부분의 신경내과 전문의는 DLB로 진단내릴 수 있게끔 교육을 받았지만, 아리셉트를 상용량 처방으로 해버리는 등의 충분한 치료교육은 받고 있지 않는 것이 현실입니다.

넘어지는 일이 ATD의 10배라는 보고도 있어 간병, 의료 양면에서 매우 어려운 인지장애로 자리 매김 하고 있습니다. DLB에 대해 의료, 간병이 가능해지면 인지장애 전문가라고 말할 수 있겠습니다. 그러나 Kono 방법에 따르면 DLB 처방법은 이미 완성되어 있어(코노), 이 매뉴얼을 따르기만 하면 충분히 대응할 수 있습니다.

참고문헌

• 河野和彦. レビー小体型認知症 即効治療マニュアル. フジメディカル出版, 2011.

2. 진단기준의 한계

알츠하이머형 인지장애(ATD) 외의 변성성 인지장애 중에는 루이소체형 인지장애(DLB)의 임상진단법이 가장 과학적으로 잘 검토정리되어 있습니다. 일반적으로 DLB 국제 워크숍의 진단기준(McKieth)이 사용됩니다. 이 진단기준은 ATD 진단기준과는 반대로, 민감도가 낮은 것이 특징입니다. 즉, 대부분의 DLB 환자는 기준에 해당되지 않아서 탈락됩니다.

참고문헌

• McKieth IG, Perry EK, Perry RH. Peport of the second dementia with Lewy body international workshop; Diagnosis and treatment. Neurology. 1999; 53: 902-5.

3. 루이소체형 인지장애의 분위기

그림 38 에서처럼 전형적인 환자는 이미 모든 동작이 느리고 몸이 기울어져 있어 자고 있는 듯 보입니다. 개정 하세가와식 점수에서는 지연재생이 잘되며, 아리셉트 복용으로 오히려 걷기 힘들어 집니다. 성실하며, 입이 무겁고, 목소리는 작으면서 쉬어 있습니다. 톱니바퀴 현상이 양 팔꿈치에서 심하

그림 38

루이소체형 인지장애 진단 세트

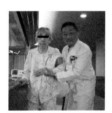

팔꿈치의 톱니바퀴
현상 양성

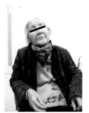

멍한 상태도 있다.
아리셉트로 인해
걷기 어려워짐

개정 하세가와식 점수에서 숫자관계
가 약하고 지연재생이 가능

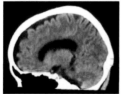

전두엽이 위축되어 있다

처방철칙
아리셉트를 대폭 줄인다.
시티콜린 주사를 주저하지 말자.
억제계: 1로 억간산, 2로 할로페리돌 미량
보행계: 레보도파/카비도파 50mg으로 시작

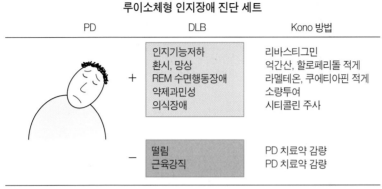

그림 39

루이소체형 인지장애 진단 세트

PD	DLB	Kono 방법
+	인지기능저하 환시, 망상 REM 수면행동장애 약제과민성 의식장애	리바스티그민 억간산, 할로페리돌 적게 라멜테온, 쿠에티아핀 적게 소량투여 시티콜린 주사
−	떨림 근육강직	PD 치료약 감량 PD 치료약 감량

하지불안증후군 헴철, 프라미펙솔

게 나타나며, 떨림이 있는 환자도 있습니다. 가족들에게 물어보면 환시, 잠꼬대, 약제과민성을 확인할 수 있습니다.

파킨슨병과 어떻게 다른가 하면(그림 39) 인지기능저하, 환시, 망상, REM 수면 행동장애(잠꼬대), 의식장애, 약제과민성이 보태지며, 반대로 떨림, 근육강직은 가볍습니다. 반면, 파킨슨병은 처음부터 인지장애가 되지 않습니다. 이것은 대뇌에 루이소체가 없기 때문입니다(그림 40).

4. 루이소체 점수(그림 17)

필자가 고안한 루이소체 점수는 영상으로 진단하는 것이 아니고, 민감도가 좋아 DLB를 진단할 수 있습니다. 점수가 4이상인 환자가 ATD일 가능성은 5퍼센트 이하입니다.

ATD와 DLB 감별에 매우 뛰어난 검사는 MIBG 심근 섬광조영입니다. 영상에서 전두엽에 뇌종양, 뇌경색이 없는 한 환시가 있으면 거의 DLB로 결정합니다. 파킨슨병증상(톱니바퀴현상, 조작조작 걸음, 떨림, 작은 목소리)이 없더라도 DLB라고 생각할 수 있으며, 걸을 수 없게 될 수 있으므로 아리셉트를 처방하는 것은 그만두십시오.

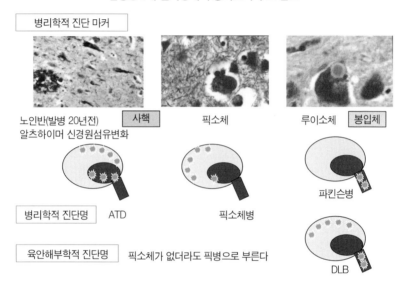

그림 40

변형성 3대 인지장애의 병리조직과 그 분포

병리학적 진단 마커

노인반(발병 20년전)   사핵   픽소체   루이소체   봉입체
알츠하이머 신경원섬유변화

병리학적 진단명   ATD   픽소체병   파킨슨병

육안해부학적 진단명   픽소체가 없더라도 픽병으로 부른다   DLB

시판 중인 감기약(졸림)이나 항우울약, 파킨슨병(PD) 치료약(메슥거림, 망상출현, 식욕저하) 복용 시 부작용이 심하게 발생한 적이 없는가 물어봅니다. 지금까지의 주치의가 파킨슨병으로 진단하였다 하더라도 약제과민성이 심하면 DLB이므로 지금 받고 있는 처방(ATD 치료약, PD 치료약)의 용량을 줄여주십시오.

본 질환이 ATD나 픽병과 크게 다른 점은 의식장애계 인지장애여서 섬망을 동반하기 쉽다는 것입니다. 상대방을 쳐다보지 않고, 잠꼬대, 기면은 의식장애라고 생각하여 시티콜린주사의 필수증상입니다. 의식을 각성시키지 않으면 넘어짐, 삼킴곤란이 반복적으로 일어납니다.

교감신경기능부전 타입은 원인불명의 의식소실발작이 있습니다. '5분정도 의식이 소실되어 응급차가 도착할 즈음 의식이 되돌아오고, 입원하여 모든 검사를 받아보았지만, 뇌전증, 부정맥도 발견되지 않았으며 원인도 알 수 없었다. 1개월 사이에 2회 정도 계속되었다' 등의 과거력이 있으면 DLB입니다.

5. DLB 처방법

그림 41 에 루이소체형 인지장애 처방의 핵심을 정리해 놓았습니다. 전체적으로 대충 이러한 내용입니다. 자세하게 설명하면 꽤 시간을 요합니다.

- 삼중고를 겪는 환자이면 – 리바스티그민, 레보도파/카비도판, 억간산(억간산가진피반하)
- 의식장애 – 시티콜린 주사 1000mg
- PD 치료약에 반응하지 않는 보행장애 – 페룰산 함유식품
- 심한 우울증 상태 – 설트랄린 25mg
- 금지약물 – 삼환계 항우울제와 미르타자핀, 당귀탕

그림 41

루이소체형 인지장애 처방 코치

금기약은 사용하지 않는다
- 시판되는 감기약
- 항우울제(삼환계, 사환계, 미르타자핀 등)
- 도파민 억제제(아리셉트, 설피리드, 리스페리돈)
- 기타: 당귀탕

위험분산(칵테일 처방 추천)
- PD치료약 만으로 걷게 하고, 떨림을 없애려 하지 않는다
  아로티놀올, 니세르골린, 리바스티그민, 시티콜린주사
  페룰산 함유 식품
- 환시, 망상을 없애기
  PD치료약을 감량, 억간산, 할로페리돌 저용량 허가
  시티콜린 주사

의식각성
- 시티콜린 주사를 주저하지 말고 맞출 것
- 기면상태를 만들 수 있는 약(메만틴, 갈란타민, 리바스티그민)을 감량

PD (파킨슨병) 치료약 : Kono 방법에서 허용하고 있는 것은 레보다파/카비도파, 레보도파/벤세라지드, 페르골리드, 프라미펙솔(저녁 이후), 드록시도파(승압, 발걸음을 떼게 한다) 뿐

칼럼 삼환계 항우울증약을 금지하는 이유

삼환이라는 것은 화학구조로서 벤젠환을 양 끝에 포함하는 환상구조가 세 개 있다는 것에서 유래하였습니다. 항우울증약에는 삼환계, 사환계, SSRI, SNRI 등이 있으며, 삼환계가 항우울작용이 가장 강합니다. 그만큼 부작용도 심하기 때문에 고령자에게는 신중하게 투여할 것을 권고하고 있습니다(고령자의 안전한 약물요법 가이드라인 2005).

녹내장, 전립선비대 환자에 대한 투여에 주의가 필요할 뿐 아니라 과량복용으로 죽음에 이르는 케이스도 있습니다(아라이). 놀라운 일은 배뇨곤란이라는 부작용을 역으로 이용하여 야간 빈뇨 치료에 삼환계 항우울증약을 처방하는 비뇨기과 전문의들이 있다는 사실입니다. 이러한 경우, 대부분의 비뇨기과 전문의는 약을 처방받는 상대가 약제과민을 보이는 루이소체형 인지장애일 수 있다는 사실을 이해하지 못하고 있습니다.

가장 빈번하게 생기는 부작용은 졸림이고, 정신운동기능저하가 나타납니다. 삼환계 항우울증약과 인지기능저하와의 관계를 시사하는 보고는 물론이거니와(Van Laar), 골절의 위험을 오즈비 1.9까지 올리기도 합니다(Ray). 이러한데도 불구하고 정신건강의학과 전문의가 이 약을 처방한다는 것은 불행하게도 인지장애와 우울증의 감별조차 하지 못하는 현실을 반영한다는 생각에 참담하지 않을 수 없습니다.

지금까지의 주치의가 정신건강의학과 전문의로서 항우울증약을 투여하고 있었던 인지장애 환자의 가족에게 그 의사가 지능검사를 하였는가, 팔꿈치를 구부려 가면서 톱니바퀴 현상을 확인하였는지, 등등을 물어보면 100퍼센트 하지 않았다고 답합니다. 일부 정신건강의학과 의사는 자신에게 내원하는 환자 모두가 이미 정신병이라고 결론을 내리고 '인지장애는 아닐까?'와 같은 발상조차 않은게 아닌가 하는 걱정을 하게 됩니다. 그래서 저는 가족들에게 "의사가 밸런스8 같은 인지장애에 관한 문진도 하는지를 옆에서 봐 주십시오"라고 부탁하지 않을 수 없습니다.

참고문헌

- 荒井秀典. 三環系抗うつ薬. 日本臨牀69増刊号10. 認知症学(下). 2011. p.153-6.
- van Laar MW, et al. Acute and subchronic effects of nefazodone and imipramine on highway driving, cognitive function, and daytime sleepiness in healthy adult

and elderly subjects. J Clin Psychopharmacol. 1995; 15: 30-40.

• Ray WA, et al. Psychotropic drug use and the risk of hip fracture. N Engl J Med. 1987; 316(7): 363-9.

6. 루이소체화에 대하여

루이소체형 인지장애(DLB)의 약 40퍼센트는 초진 때부터 DLB라고 알 수 있는 것이 아닙니다. 알츠하이머형 인지장애(ATD)로 생각하였던 환자에게서 환시가 나타난다든지, 조작조작하는 보행을 보인다든지 하면 이미 DLB로 바뀌었다는 사실을 눈여겨 봐주십시오. 이것을 루이소체화라고 합니다. 즉, 여러분이 초진 때 내린 ATD라는 진단이 오진은 아닙니다. 그 이유를 설명하겠습니다.

ATD와 DLB 모두 병리적 진단명입니다. 병리학적 진단 마커는 ATD의 경우 노인반과 알츠하이머원섬유변화, DLB의 경우 대뇌피질에 있는 루이소체입니다. 노인반은 이른바 신경세포의 사해, 이것을 봉입한 쓰레기통이 루이소체입니다(그림 42). 따라서 ATD의 뇌 속에 루이소체, DLB의 뇌 속에 노인반이 적지 않게 존재합니다. 순수형 DLB처럼 노인반이 전혀 보이지 않는 환자는 무시하더라도 될 만큼 소수파에 불과합니다.

그러므로 ATD 대부분이 루이소체화 될 운명에 놓여져 있으며(그림 43), 임상의는 ATD, DLB라는 틀에 갇혀 있지 말고, 전두측두엽 변성증(FTLD) 이외의 인지장애와 파킨슨병의 대부분은 DLB라고 생각해도 큰 무리는 없다고 봅니다. 다시 말하면 ATD라고 불리는 환자는 DLB의 알츠하이머 타입이라고 이해하면 되겠습니다.

이렇게 과격한 발언을 하면 병리학자들은 화를 내겠지만, Kono 방법은 병리학의 노예가 아니라, 치료 본위의 처방 시스템을 확립하기 위하여 철저하게 처방용 분류를 목표로 하고 있기 때문입니다. 지금과 같은 진단 편중 상태에서는 좀처럼 환자를 낫게 할 수 없다는 것에 대한 필자의 대답인 것입니다.

그림 42

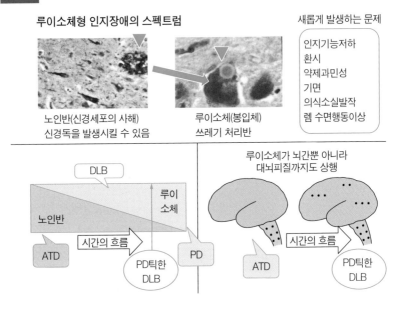

루이소체형 인지장애의 스펙트럼

새롭게 발생하는 문제

인지기능저하
환시
약제과민성
기면
의식소실발작
렘 수면행동이상

노인반(신경세포의 사해)
신경독을 발생시킬 수 있음

루이소체(봉입체)
쓰레기 처리반

DLB

루이
소체

노인반

ATD   시간의 흐름   PD틱한
DLB   PD

루이소체가 뇌간뿐 아니라
대뇌피질까지도 상행

ATD   시간의 흐름   PD틱한
DLB

그림 43

루이소체형 인지장애

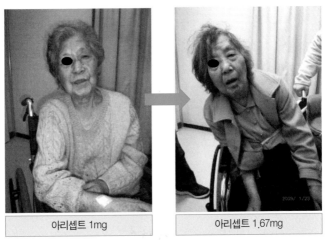

아리셉트 1mg

아리셉트 1.67mg

뇌 속 아세틸콜린이 부족해지므로 알츠하이머형 인지장애 약이 일단 듣지만, 약제과민성과 도파민 균형 붕괴가 일어나므로 용량에 주의가 필요

7. 루이소체형 인지장애의 타입별 처방법

루이소체형 인지장애 중에서 표적증상이 한 개뿐인 환자를 DLB 1 고통 같이 부르기로 합시다.

a) DLB 1 고통

1 고통인 환자는 증상이 모두 갖춰져 있지 않은 만큼, 높은 빈도로 오진될 것이 틀림없습니다. 만약 루이소체 점수가 4이상이면 이 환자는 DLB라고 인식하여 외래에서 경과를 볼 것입니다. 언제 조작조작 걸음이 발생하고, 언제 환각이 나타나고, 언제 먹지 못하게 되고, 등등의 상상을 주치의는 가지고 있을 것입니다.

인지기능 저하만 있습니다: DLB 기타 증상은 거의 없지만, 개정 하세가와식 점수에서 지연재생은 잘 하며, 뇌 시티에서 해마위축이 없다면 DLB라고 생각해 두십시오. 아리셉트는 사용하지 않고 리바스티그민으로 시작하는 것이 무난합니다.

환시만 있습니다: 억간산으로 시작하고, 효과가 없으면 할로페리돌 세립 0.3~0.5mg을 1회량으로 하여 1일 3회까지 복용 가능합니다. 톱니바퀴 현상이 약간 있다면 1일 2회까지로 합니다. 기억장애가 가족 내에서 문제가 된다면 리바스티그민 병용이 유용합니다.

약제과민성만 있습니다: 파킨슨병이라 하지만, 시판 중인 감기약이나 파킨슨병 치료약에 약한 경우에는 DLB를 가정하고, 어디까지 파킨슨병 치료약을 줄일까를 테스트하며, 다리 힘을 기르기 위하여 니세르골린을 처방합니다. 개정 하세가와식 점수가 25점 이상인데, 리바스티그민 투입으로 다리 힘이 오르는 경우도 있습니다.

파킨슨증후군만 있습니다: 파킨슨병으로 치료하고 있지만, 전혀 그 효과가 없으며, 최근 기억력이 떨어지는 경우에는 DLB를 가정하고, Kono 방법에서 권장하는 파킨슨병 치료약으로 교체하십시오. 일부 신경내과 전문의들은 신약이나 고액의 파킨슨병약을 처방하고자 하는 경향이 농후한데, 이들 모두 DLB에는 맞지 않습니다.

칼럼 왜 아리셉트는 루이소체형 인지장애에 맞지 않는 것일까요?

아리셉트는 뇌 속 아세틸콜린만을 늘리는 특별한 약입니다. 갈란타민, 메만틴, 리바스티그민은 아세틸콜린 이외의 신경전달물질에도 작용하므로 루이소체형 인지장애(DLB) 환자가 걷지 못하게 되는 일은 없습니다.

아세틸콜린과 도파민은 천평저울과 같은 관계에 놓여 있습니다(그림 44). 그러므로 아리셉트로 아세틸콜린만을 늘리면 도파민이 쉽게 부족해 질 수 있습니다. 따라서 DLB에서 상대적인 도파민 결핍이 표면화되어 걸을 수 없게 됩니다. 즉, 간접적인 약인성 파킨슨증후군입니다.

DLB에서 아리셉트의 저효 예는 평균 1.67mg (일반의 1/3) 정도이므로 조제에 수고로움이 더해지며, 진료수가도 인정되지 않아 의사를 끊임없이 귀찮고 신경쓰게 합니다. 저용량으로, 게다가 파킨슨병약을 병용한다는 조건이 붙으면 아리셉트도 DLB에 사용가능하지만, 제약회사가 강경하게 5mg 미만의 처방을 의사에게 권고하지 않았기 때문에 리바스티그민의 등장으로 아리셉트는 이제 DLB 진료에 더 이상 필요한 약이 아니게 되었습니다.

리바스티그민은 미국과 유럽에서 파킨슨병 인지장애(루이소체형 인지장애와 같은 질환이라는 학파도 있음)를 적응증에 넣을 정도이므로 보행을 악화시키기는커녕 오히려 걷는 것이 확연하게 개선되는 환자가 많습니다. 그러므로 인지장애 병형을 감별하지 못한 채로 그대로 처방을 하여도 좋은 유일한 중핵약이라고 말할 수 있습니다.

그림 44

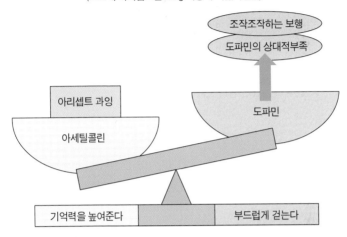

아세틸콜린과 도파민의 밸런스 관계
(DLB에 아리셉트를 5mg 처방해 버렸다면...)

조작조작하는 보행

도파민의 상대적부족

아리셉트 과잉

도파민

아세틸콜린

기억력을 높여준다

부드럽게 걷는다

b) DLB 2 고통(그림 45)

인지기능저하와 보행장애

이 조합의 경우, 아리셉트가 가장 요주의 약입니다. 인지장애를 진료할 때 의사가 주의해야 할 사항은 1) 모든 환자에서 톱니바퀴 현상을 확인 할 것, 2) 아리셉트가 도파민 억제제라는 사실을 잊지 말 것, 3) 환자 전원을 루이소체형 인지장애라는 전제로 생각할 것, 이 세 가지에 방점을 찍습니다. 이것만 지켜준다면 의료 과실은 거의 일어나지 않습니다.

아리셉트는 보행을 방해하기 때문에 리바스티그민으로 바꿉니다. 멍~하고 있다면 한 번 정도 시티콜린 주사 1,000mg으로 개선되는지 시험해보고, 개선된다면 정기적으로 놓아줍니다. 톱니바퀴 현상이 꽤 심하여, 보행개선에 대한 요구가 강하면 레보도파/카비도파 챌린지 테스트를 시행합니다. 즉, 50mg (100mg 정을 반으로 쪼갭니다)을 복용시켜 보고 망상, 메슥거림, 붕 뜨는 느낌이 일어나지 않는가를 시험합니다. 어떤 일도 일어나지 않는다면 1일 2~3회만, 효과가 없다면 100mg ×2로 증량합니다. Kono 방법에서 DLB에

그림 45

루이소체형 인지장애 타입별 대응

환자 타입 \ 표적 증상	인지기능 저하	보행장애 떨림	환시, 망상	의식장애 (섬망)	우울상태 (식욕저하)	전두엽기능 저하(픽화)	치료 중요 포인트
2 고통	○	○					아리셉트 중지
	○		○				아리셉트 감량
3 고통	○	○	○				아리셉트 중지
6 고통	○	○	○	○	○	○	시티콜린 필수
제1선택약	리바스 티그민	레보도파/ 카비도파	억간산	시티콜린 주사	설트랄린	페룰산 함유식품	모두 상용량 이하
평균 유지량	9mg	100mg	5g	1000mg	25mg	2포	

인지장애 진료철칙 1) 모든 환자에게서 톱니바퀴 현상 유무를 확인하자, 2) 아리셉트가 도파민 억제제임을 잊지 말자, 3) 모든 환자를 루이소체형 인지장애라는 전제로 생각하자

사용할 수 있는 레보도파/카비도파는 600mg까지로 설정해두었습니다.

대부분의 신경내과의가 DLB 치료에 힘들어하는 이유는 아리셉트 5mg을 처방하기 때문입니다. 이 도파민 억제제를 환자에게 복용시키는 한, 아무리 파킨슨병 치료약을 늘리더라도 걷는 것은 불가능합니다.

그리고 DLB가 걸을 수 없는 이유는 도파민 결핍뿐 아니고, 의식장애이거나, 약의 부작용 때문이기도 합니다. 신경내과의는 파킨슨병(PD)에 대한 지식에 사로잡혀 파킨슨병약을 줄여보겠다는 발상은 전혀 하지 않습니다. 또한 파킨슨병에 좋다고 하더라도 DLB에는 맞지 않는 PD약(그림 46)이 과반수나 되기 때문에 Kono방법에서 제시하는 약만으로 처방해야 하는 것입니다.

바로 레보도파/카비도파 100mg정, 페르골리드 50μg정, 드록시도파 OD정 100mg, 프라미펙솔 0.125mg, 레보도파/벤세라지드 배합정 5가지 뿐입니다. 드록시도파는 주로 혈압을 올리며, 발걸음을 떼게 하는데 사용할 뿐입니다. 프라미펙솔은 하지불안증후군 대책으로 사용하며, 낮에는 그다지 처방하지

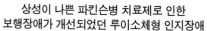

그림 46

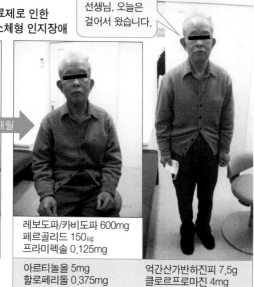

상성이 나쁜 파킨슨병 치료제로 인한
보행장애가 개선되었던 루이소체형 인지장애

선생님, 오늘은
걸어서 왔습니다.

3개월

리큅 3mg
엔타카폰 400mg
레보도파/벤세라지드 3.5정

레보도파/카비도파 600mg
페르골리드 150μg
프라미펙솔 0.125mg

아르티놀올 5mg
할로페리돌 0.375mg

억간산가반하진피 7.5g
클로르프로마진 4mg

않습니다(졸릴 수 있기 때문입니다). 레보도파/벤세라지드는 레보도파/카비
도파나 페르골리드가 맞지 않는 환자에게 사용하는 것이 주목적이지만, 세
종류 모두 사용하는 환자도 있습니다.

인지장애 진료철칙 1) 모든 환자에게서 톱니바퀴 현상 유무를 확인하자,
2) 아리셉트가 도파민 억제제임을 잊지 말자, 3) 모든 환자를 루이소체형 인
지장애일 수 있다는 전제로 생각하자

인지기능저하와 환시

아리셉트는 픽병에서 망상을 유발하는 경우가 있는데, DLB에서도 의심스
러운 경우가 있습니다. 인지기능저하 + 망상이라는 조합이라면 대부분의 환
자는 알츠하이머형 인지장애로 오진될 여지가 충분히 있습니다. 루이소체
점수가 4점을 넘으면 DLB라고 가정하여 아리셉트는 리바스티그민으로 바꾸

고, 억간산이나 할로페리돌 저용량이 분명히 효과를 나타낼 것입니다.

억간산은 1일 3포(7.5g)까지 처방해도 좋지만, 야위고 식욕이 없으며, 자주 설사하는 고령자에게는 혈청 칼륨 저하가 잘 나타납니다. 특히 하지부종에 푸로세마이드(이뇨제)를 병용한다면 반드시 나타납니다. 처음부터 포타시움 엘 아스파테이트 1일 600mg 정도를 병용하든지, 억간산은 2포 이상을 복용하지 않도록 하며, 환시가 사라지면 할로페리돌 1일 0.3~1.5mg을 병용합니다. 억간산이 전혀 듣지 않는다면 곧 바로 그만 두세요. 한약도 절대적으로 안전한 약이라고 할 수 없습니다.

중핵약에 과민하여 도저히 환시가 사라지지 않는 환자는 한번 시티콜린 주사를 놓아 반응을 봅니다. 효과가 없으면 중핵약을 반으로 줄이고 페룰산 함유식품(약)으로 인지기능을 유지시킵니다. 이것으로 환시가 줄어들면 중핵약이 원인이었다는 사실을 알게 됩니다.

c) DLB 3 고통
인지기능저하, 보행장애, 환시

신경내과 전문의 가운데 DLB에 환시 · 망상은 항상 따라 붙는 증상이므로 그다지 신경 쓸 필요가 없다는 발언을 하는 경우도 있는 듯합니다. 이것은 치료 방법을 몰라서 하는 소리이며, 환자에게는 의사를 바꾸시도록 지도합니다. 지금까지의 처방에 억간산을 추가하는 것만으로 환시가 사라졌다면 이보다 더 기쁜 일은 없겠지만, 현실적으로 그렇게 간단하게 해결될 문제가 아닙니다.

환시를 없애는 약(억간산, 할로페리돌)을 고려하기 전에 환시를 일으키는 약을 감량하는 것이 기본입니다. 이 후보에 파킨슨병 치료제와 아리셉트가 있습니다. 일반적으로 신경내과의는 약을 감량할 줄을 모르며, 한다고 하더라도 매우 인색합니다. 환자가 걸을 수 없게 되면 어떻게 할 줄 모르는 불안이 강한 업종이기 때문입니다.

DLB는 대부분 톱니바퀴 현상이 가벼우며, 파킨슨병 치료제를 감량하더라

그림 47

보험약 정밀 칵테일 요법만으로 DLB 개선

77세 HDS-R 17 극심한 떨림, 환각

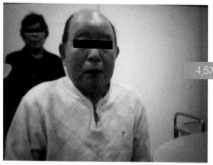

4.5개월

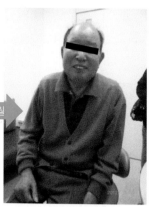

5년 전 페르골리드 복용으로 밤중에 난폭해졌다. 아리셉트 복용으로 비틀비틀거렸다. 억간산으로 위가 불편했다. 페룰산 함유식품을 싫어했다.

싱크대 개수대까지 그릇을 가져다 준다. 대기실에서 책을 읽는다!

레보도파/벤세라지드 1.5정
트리헥시페니딜 4mg
아만타딘 50mg

종합병원
신경내과

레보도파/카비도파 150mg
드록시도파 200mg
아로티놀올 2.5mg
할로페리돌 0.4mg
디하이드로에르고로이드 2mg
시티콜린 H1000mg

도 생각만큼 보행이 악화되는 일은 없습니다. 이보다 더 중요한 것은 보행을 악화시키는 아리셉트를 1mg이하로 대폭 줄이든가, 아니면 중지시키든가, 혹은 리바스티그민으로 바꾸는 작업이 절대적으로 필요하다는 사실입니다.

아리셉트 중지, 파킨슨병 치료제를 한계까지 감량, 그렇더라도 환시가 남아 있다면 혈청 칼륨에 주의하면서 억간산을 3포까지 증량하고, 그 효과가 없으면 할로페리돌 세립 1회 0.3~0.5mg을 1일 1~3회 처방합니다. 그리고 시티콜린 주사로 환시, 망상이 사라지는 일도 있습니다.

그림 47 의 남성은 페르골리드, 아리셉트, 억간산, 페룰산 함유 식품 모두 한결 같이 맞지 않는 어려운 조건에서 치료를 시작한 루이소체형 인지장애 환자였습니다. 지금까지의 주치의 처방은 그렇게 문제는 없지만, 레보도파/

벤세라지드는 Kono방법에서는 제1선택이 아니므로 레보도파/카비도파, 드록시도파로 바꾸고, 보조적으로 아로티놀올을 떨림을 줄이기 위해 사용하였습니다.

심한 떨림이 있는데도 불구하고 할로페리돌을 사용한 이유는 아만타딘을 중지시켰다는 점과 시티콜린 주사로 각성시킨 점 때문입니다. 이러한 방법으로 환시와 떨림 모두 완전히 제압할 수 있었습니다. 만약에 누군가 아리셉트를 그대로 복용한 채 낫게 해달라고 했다면 저는 동의할 수 없습니다. 절대로 낫을 수 없었다고 확신합니다.

결론적으로 DLB치료 측면에서 아리셉트는 최근 13년간에 꽤나 큰 장벽으로 작용해 온 것입니다. 이것이 곧 제 임상 경험에서 나온 절실한 외침입니다.

d) DLB 6 고통

3 고통 + 의식장애, 우울증, 전두엽기능장애

DLB치료에서도 중요시 되는 것은 약간의 의식장애를 의사가 의식장애로 알아채는 것입니다. 의사의 눈을 쳐다보지 않는다, 입을 벌리고 있다, 무의미한 단어를 말하는 등의 모습을 엿보게 된다면 시티콜린 주사를 주저없이 시행하십시오.

의식장애의 원인이 DLB 이외의 질환이더라도 상관없습니다. 의식장애를 보인다면 누구에게나 주사를 놓더라도 무방합니다. 예를 들면 크로이츠펠트야콥병, 뇌혈관성 인지장애의 야간 섬망, 간성 혼수라도 관계 없습니다.

그림 48 을 봐 주십시오. 졸저 〈루이소체형 인지장애 즉효 치료 매뉴얼, 후지메디컬 출판, 2011〉에서 강조하였듯, 의식장애가 있는 인지장애에 아무리 중핵약을 처방하더라도 이것은 하수구에 버리는 것과 같습니다. 내복약으로 말하자면 메클로페녹세이트, 디하이드로에르고로이드 등에 각성작용이 있지만, 작용은 미미한 정도입니다.

지금부터 잊어서는 안 되는 것은 신종 중핵약 신종 세 성분이 졸림을 일으킬 수 있다는 사실입니다. 부작용이 많은 순서대로 나열하자면, 메만틴, 갈

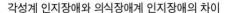

그림 48

각성계 인지장애와 의식장애계 인지장애의 차이

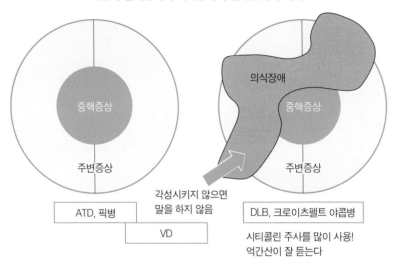

란타민, 리바스티그민 순입니다.

 아마도 신경세포에 글루타민산의 과잉유입을 저지하는 작용이 도파민과의 천평저울(그림 49)을 흔들어 놓아, 도파민 상대결핍으로 인한 졸림, 도파민 상대 과잉으로 인한 과긴장이 일어나는 것이 아닌가 합니다. 특히 메만틴은 어느 쪽으로 작용하는지 모르는, 다루기가 어려운 약입니다(그림 50).

 시티콜린 주사는 일반적으로 환자가 멍한 모습이면 놓습니다. 그러므로 빈도는 환자나 시기에 따라 다릅니다. 도파민결핍성으로 식욕을 잃었을 때 1000mg을 1주일 연속으로 주사하면 기사회생의 효과를 얻을 수 있는 경우도 있습니다(그림 51).

 필자의 경험에서 요양기관에 기거하는 94세 여성(DLB)이 반 년 전부터 우울증으로 점점 식욕이 떨어졌을 때, 쿄와병원에 1주간 입원시켜, 매일 500mg 수액주사를 하자 예상대로 5일째 전량 섭취가 가능해지고, 6년 후인 오늘까지 우울증 재발없이 100세를 맞이하였습니다. 그림 52 는 다른 환자인데, 외래에서 3주 후에 시티콜린 주사를 놓자, 각성되었던 DLB였습니다.

그림 49

글루타민산과 도파민의 밸런스 관계
(인지장애의 글루타민산 신경세포내 과잉유입을 저지하려고
메만틴, 갈란타민, 리바스티그민을 과잉으로 처방해버린 경우)

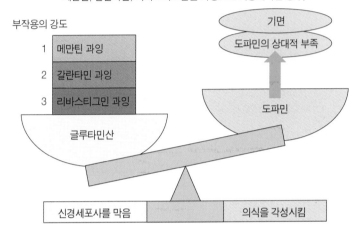

그림 50

메만틴의 부작용 이해(도파민 동요가설)

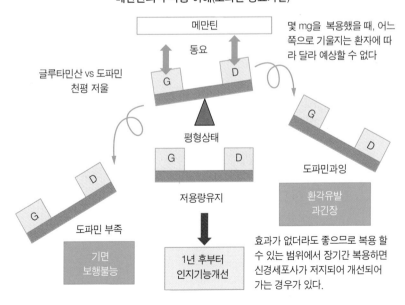

그림 51

시티콜린 주사 방법

| 병명 | 두부외상에 동반되는 의식장애 등 |

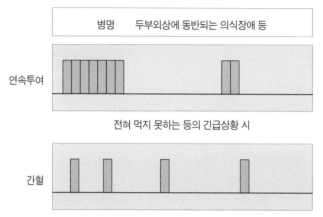

연속투여

전혀 먹지 못하는 등의 긴급상황 시

간헐

1달에 1~8회 기면 상태일 때 사용하는 방법

그림 52

3주마다 시티콜린 1000mg을 투약하여 개선된 DLB

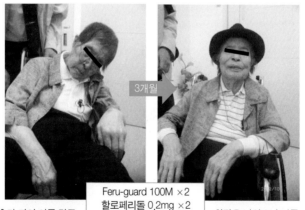

3개월

녹초가 되어 아무 것도
할 수 없었음

Feru-guard 100M ×2
할로페리돌 0.2mg ×2
클로르프로마진 6mg (저녁)
억간산 1포(15시)
시티콜린 H 1000mg 주사

환각은 남았으나 가족
들로부터 아주 좋아졌
다는 평가를 받음

90세 여성 루이소체형 인지장애 개정 하세가와식 점수 0점

(본문과는 별도의 인물)

갈란타민의 도파민 상승 작용

갈란타민은 원래 자연계에 존재하는 화학구조물질(수선화과 알카로이드)이므로 아리셉트처럼 아세틸콜린만을 증가시키는 부자연스러운 작용은 일어나지 않습니다. nACh 수용체를 부활시키는 작용도 있는데, 이것이 갈란타민의 개성이자 특징입니다.

아리셉트의 작용(Ach 에스트라아제 억제)만큼 장기간의 지속적인 작용은 없지만, nACh수용체 부활작용을 통해 간접적으로 아세틸콜린, 글루타민산, 감마 아미노뷰티르산(γ-Aminobutyric acid, GABA), 도파민, 세로토닌 등의 다양한 신경전달물질의 방출을 촉진합니다(시모하마, 나베시마).

필자가 주목하는 것은 도파민과 세로토닌을 서서히 증가시키는 작용입니다. 이 작용을 통해 약제과민성을 보이는 DLB의 보행이나 우울증상태를 개선시켰을 것으로 추측합니다. DLB에 대한 제1선택은 리바스티그민이라고 하지만, 부작용 등으로 맞지 않는 경우는 갈란타민에도 기대해 볼 수 있습니다(그림 53) (그림 54).

그림 53

갈란타민 8mg으로 휠체어 생활에서 보행할 수 있게 된 루이소체형 인지장애

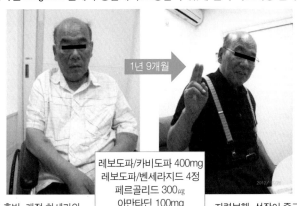

60대 후반. 개정 하세가와 식 점수 13점. 심한 우울상태의 루이소체형 인지장애

레보도파/카비도파 400mg
레보도파/벤세라지드 4정
페르골리드 300μg
아만타딘 100mg
설트랄린 50mg
졸피뎀 5mg
시티콜린 H 1000mg
갈란타민 8mg

자력보행. 선잠이 줄고 텔레비전을 제대로 끄고 잘 잘 수 있게 되었다.

그림 54

아리셉트에서 갈란타민으로 변경하여 우울상태가 개선된 루이소체형 인지장애

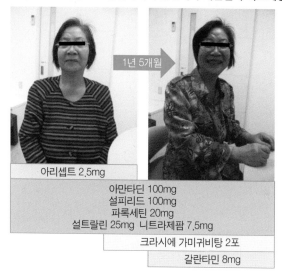

아리셉트 2.5mg

아만타딘 100mg
설피리드 100mg
파록세틴 20mg
설트랄린 25mg 니트라제팜 7.5mg

크라시에 가미귀비탕 2포

갈란타민 8mg

참고문헌

- 下濱　俊. ガランタミンの薬理作用—APL作用と神経保護効果—. 老年精神医学雑誌. 2011;22増刊号II:25-32.
- 鍋島俊隆. ガランタミンの薬理作用—APL作用による各種神経伝達物質の遊離—. 老年精神医学雑誌. 2011;22増刊号II:33-9.

F **전두측두엽 변성증(FTLD)**

　　FTLD의 분류를 설명하는 데는 꽤 시간이 걸리지만, 간추려 설명하겠습니다. 루이소체형 인지장애와 마찬가지로 대부분의 FTLD가 알츠하이머형 인지장애로 진단되어 아리셉트가 처방된 결과, 아주 심한 부작용을 일으키는 경우가 많습니다. 만약 아리셉트를 절대로 처방해서는 안 된다고 말한다면,

이 항목은 공부를 하지 않더라도 될 정도로 그 부작용의 빈도가 많습니다.

단지, 필자의 느낌입니다만, FTLD도 꽤 증가하고 있는데, 본 병원에서는 17퍼센트에 달하고 있습니다. 인지장애는 인격이 변해버리기 때문에 가족의 비탄도 깊어, 과거에는 치료가 힘든 질환의 대명사였지만, FTD-Pick type(픽병)을 비롯하여 FTLD는 페룰산 함유식품이 좋은 효과를 나타내는 경우도 많으며, 믿지 못하겠지만 가장 개선시키기 쉬운 인지장애입니다.

맨체스터 그룹의 FTLD 분류

아놀드 픽이 고전적 픽병 제1례를 보고하고 나서 120년이 흘렀습니다. 그는 육안해부학적으로 전두측두엽에 국한된 위축이 있는 픽증상을 가진 일련의 환자를 보고했습니다. 그는 실어증 연구자였기 때문에 뇌경색 등의 국소병변이 실어증 영역에 존재하지 않는데도 불구하고 뇌변성으로 실어증이 발생한 것을 세계에서 처음으로 발표한 것입니다. 이것을 진행성 실어증으로 불렸습니다.

지금 말하는 픽증상이라는 것은 주로 전두엽증상(탈억제, (남은 상관하지 않고) 내 길을 가는 행동, 상동 등)을 일컫고 있지만, 그 당시에는 실어도 포함되었습니다. 제1례는 의미성 인지장애(상대방의 말의 의미를 모른다) + 양성증상(부인 학대)이었으므로 지금 필자가 명명한다면 〈의미성 인지장애를 동반한 픽병〉으로 언급할 것입니다.

훗날 알로이스 알츠하이머가 일련의 환자 뇌 속에서 픽소체를 발견하였습니다만, 픽소체가 있든 없든 간에 같은 픽증상을 띤다는 것을 알아, 지금도 픽소체의 의의는 불분명합니다. 오오나리 키요시가 픽병이라고 명명하였지만, 그의 제1례에서도 픽소체는 없었습니다. 이와 같이 픽병은 유대인과 일본인의 업적이지만, 영국의 대학 그룹이 새로운 분류의 하위분류에 FTD-Pick type으로 협의의 픽병을 삽입한 것이 맨체스터 분류입니다. 따라서 픽병이라는 명칭을 사용할 기회는 줄어들었습니다.

이 분류는 그림 55 와 같이 실어증후군(측두엽형 픽)과 인지장애증후군

그림 55

맨체스터 그룹의 FTLD 분류

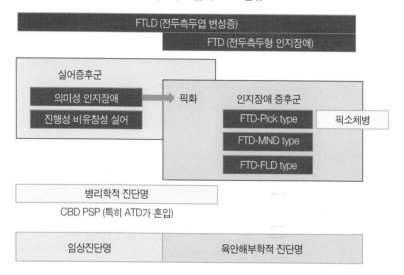

FTLD (전두측두엽 변성증)

FTD (전두측두형 인지장애)

실어증후군
의미성 인지장애 → 픽화
진행성 비유창성 실어

인지장애 증후군
FTD-Pick type   픽소체병
FTD-MND type
FTD-FLD type

병리학적 진단명
CBD PSP (특히 ATD가 혼입)

임상진단명   육안해부학적 진단명

(전두엽형 픽)으로 나누어지고, 전자는 의미성 인지장애(SD)와 드문 타입인 진행성 비유창성 실어(PNFA)로 구성됩니다. 후자는 전두측두형 인지장애 (FTD)라고 부르며, Pick type, MND type, FLD type으로 구성됩니다.

이 분류의 문제점은 두 가지가 있습니다. 하나는 실어증후군은 임상진단 명이므로 병리진단은 어떠한 질환으로 결론이 나더라도 상관없다는 점, 즉 전두측두엽 변성증(전방형)이라 해두고 지켜봐 온 의미성 인지장애의 일부 가 부검하면 알츠하이머형 인지장애(후방형)일 수도 있다는 점입니다.

또 다른 하나는 변성질환이면서 진행성이므로 실어증후군이라고 일단 해 두었는데 진행하면 픽증상이 더해져 의사에 따라서는 진단명이 변경되어지 는 기묘한 일이 일어날 수 있다는 점입니다. 이것을 필자는 픽화(그림 56)라 고 부릅니다. 처방대책은 앞으로 설명할 터이니 안심하여 주십시오. 일단, 이것(양성증상이 심하게 나타나는 현상)이 있으므로 전두측두엽 변성증에는 처음부터 아리셉트(흥분계 중핵약)를 처방하지 않는 편이 무난합니다.

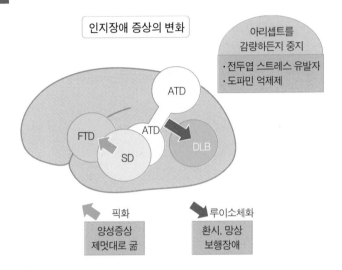

그림 56

인지장애 증상의 변화

아리셉트를
감량하든지 중지
· 전두엽 스트레스 유발자
· 도파민 억제제

ATD

FTD ATD

SD DLB

픽화
양성증상
제멋대로 굶

루이소체화
환시, 망상
보행장애

1. 인지장애 증후군

실어증후군은 가장 마지막에는 대부분의 환자에서 픽증상을 보인다는 점, 간병을 힘들게 하는 양성증상을 보인다는 점을 생각하여 우선 인지장애 증후군에 대하여 설명하는 편이 좋을 것같습니다.

a) FTD-Pick type

병리조직에 픽소체가 있는지 없는지는 문제 삼지 않습니다. 처음에 픽병을 독립질환으로 인정한 오오나리 키요시의 정의(고전적인 픽병)가 그러하기 때문입니다. 픽병이라는 병명은 그럼 도대체 무엇인가 하면 육안해부학적 진단명입니다.

예전에는 환자의 두개골을 열고, 위축부위를 확인해야 했지만, 현재는 뇌시티로 이것을 확인할 수 있다는 것을 생각하면 임상의가 픽병으로 확정하더라도 무방하다는 해석이 가능합니다(단지 병리조직에서 알츠하이머 병변 내지 루이소체가 충분히 존재하고, 픽소체가 없다면 오진이거나 또는 픽소체가 없는 픽병의 중복례로 생각하면 되겠습니다).

제가 말하는 픽병이라는 것은 절도 같은 반사회적 행동을 하는 환자로서, 클로르프로마진을 제1선택약으로 하여야 할 환자들입니다. 가족은 이상행동에 매우 지쳐있지만, 기억력은 유지되고 있으므로 인지장애로 생각하지 않고, 의료보호입원도 거의 하지 않고, 약물 거부로 도저히 어떻게 할 수 없는 경우가 있습니다. 그러므로 의사는 픽병을 알아 두어야만 합니다.

그림 57 에 잘 넘어지는 경향(한 자세로 있지 못함), 옆으로 비스듬히(의사 앞에서 팔짱을 끼고, 다리를 꼬는), 기분이 좋아보이지 않고, 운동상동을 나타내지만, 거의 진찰거부, 뇌 시티거부, 진찰실에 들어와서도 앉지 않는 등의 모습을 보이는 환자는 95퍼센트가 픽병입니다.

그리고 그림 58 과 같이 콧노래, 사용행동(차트를 멋대로 만지거나 읽는다)도 중요한 사인입니다. 이 환자는 이정도로 픽증상이 전형적인데도 불구

그림 57

픽병 진단 세트

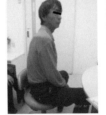
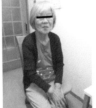

잘 넘어지는 경향	옆으로 비스듬히	기분이 좋아보이지 않고	운동상동
· 앉지 않음 · 두리번두리번	· 다리꼬기, 팔짱끼기 · 많이행복, 병식결여 · 함부로 말하기 · 물건 훔치기	· 진찰거부 · 채혈 시 소리지름 · 스위치가 켜진 것처럼 화냈다가 태연해짐	· 무릎 문지르기 · 손 문지르기 · 주변배회(같은 장소를 계속 걸어다님)

처방철칙 : 아리셉트를 처방하지 않는다. 클로르프로마진을 바로 처방한다.

그림 58

픽병 증상이 모두 갖추어졌는데도 11년간 오진

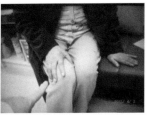

50세에 발병.
대학병원에서 ATD로 오진하여 5년
간 아리셉트를 투여. 다음에는 현립
병원도 ATD로 맹신. HDS-R 0
불수의발어가 현저.
앉아 있지 못함

운동상동(무릎 문지르기)

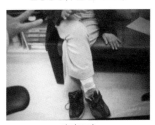

다리꼬기

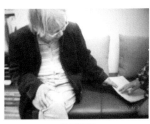

사용행동
(멋대로 다른 사람 것을 만지고, 훔침)

하고 11년간 오진되었습니다. 흥분계약제를 중단시키자, 그 후에는 안정을 되찾았습니다.

초진 시에 뇌 시티를 거부한 픽병도 재진 시에 스스럼없이 검사를 받게 하는 방법이 있습니다. 클로르프로마진 세립을 처방했는데 거부하는 경우에는 차 종류에 섞어 2주간 정도 마시게 하면 불가사의할 정도로 침착해져 약 90퍼센트는 뇌 시티 검사가 가능해집니다.

특히 억제계 약제의 가감이 효과를 보이는데, 당연히 가족들이 수고해야만 합니다. 의사의 양해 아래 가족이 환자에게 가장 적절한 양으로 가감하는 방법을 가정용 천평저울법(그림 59)이라 부릅니다. 억제계 약제는 보호자를 편하게 하는 약이므로 간병하는 사람이 조정한다고 하여 꺼림칙하게 여길 필요는 없습니다. 조정능력이 없는 가족인 경우에는 되도록 적게 처방하고, 임의로 가감하지 못하게 합니다.

그림 59

가정용 천평저울법(기본약의 가감)
티아프리드 (25) or 클로르프로마진 (12.5) or 쿠에티아핀 (25)
1일 0~6정

아침	점심	저녁
2	2	2
1	1	2
1	1	1
1	0	1
0	0	1

정

아리셉트는 금기

아리셉트는 인지장애를 나타내는 모든 질환에서 보호자를 불편하게 만드는 부작용을 일으킵니다. 갈란타민으로 구토하고, 리바스티그민으로 피부염을 일으키는 등처럼 '초보자라도 이것이 부작용이구나'하고 알게 되는 경우는 괜찮지만, 아리셉트의 부작용은 정신증상이므로(그림 60) 의사라도 눈치 채지 못하는 경우가 있습니다. 이 경우, 의사는 크게 반성할 필요가 있습니다.

저용량이라면 아직 사용해 볼 길도 있지만, 제약회사가 소량 투여를 못하게 하는 상황에서 다른 세 성분을 대신 사용할 수 있는 오늘날, 그 존재 의의는 갈수록 희박해질 뿐입니다. 그림 61 은 아리셉트 중지로 현저히 개선된 픽병 2례입니다.

이 가운데서도 정신병원에 2년간 의료보호로 입원하면서 아리셉트 5mg을 복용하고 있던 픽병 환자는 쿄와병원으로 옮기고 나서 온종일 몸을 비틀며 젓가락으로 컵 바닥을 찔러대던 운동상동이 완전히 멈추어져 놀랐던 적이 있습니다. 이후 그 할머니는 퇴원하여 4년 간 운동상동은 재발하지 않았습니다. 물론 아이처럼 행동하는 증상, 충동성 등은 남아 있었고 뇌 시티 상에서도 픽병임에 틀림없었습니다. 아리셉트는 픽병을 만들어내는 전두엽 스

그림 60

아리셉트 부작용

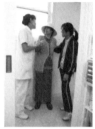
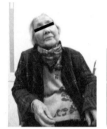
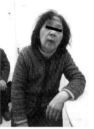
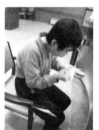

흥분성 ATD 픽병	보행불능 루이소체형 인지장애	식욕저하 모든병형	운동상동악화 픽병
아세틸콜린 과잉	도파민 억제	소화기계부작용	전두엽 스트레스 유발자

아리셉트 중지

그림 61

알아들을 수
없는 말 반복
불쾌함
충동성

아리셉트 1mg

중지

소실

운동상동
식욕부진

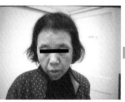

아리셉트 5mg

중지

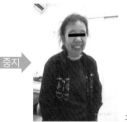

소실

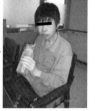

소실

아리셉트는 픽병을 만들어낸다(전두엽 스트레스 유발자)

그림 62

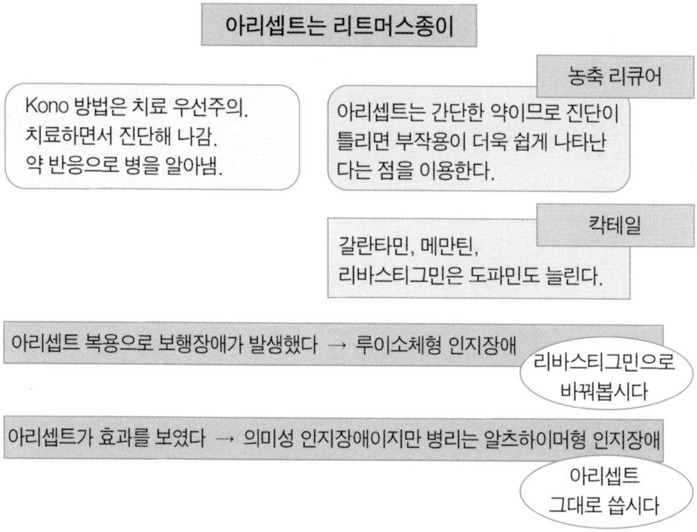

아리셉트는 리트머스종이

농축 리큐어

Kono 방법은 치료 우선주의.
치료하면서 진단해 나감.
약 반응으로 병을 알아냄.

아리셉트는 간단한 약이므로 진단이
틀리면 부작용이 더욱 쉽게 나타난
다는 점을 이용한다.

칵테일

갈란타민, 메만틴,
리바스티그민은 도파민도 늘린다.

아리셉트 복용으로 보행장애가 발생했다 → 루이소체형 인지장애

리바스티그민으로
바꿔봅시다

아리셉트가 효과를 보였다 → 의미성 인지장애이지만 병리는 알츠하이머형 인지장애

아리셉트
그대로 씁시다

트레스 유발자라는 표현이 딱 들어맞는 것 같습니다.

물론 아리셉트는 과다 용량을 사용하면 가장 중요한 알츠하이머형 인지장애에서도 화를 잘 나게 하는 작용이 있습니다. 픽병이면 화를 일으키는 정도가 격렬하므로 역으로 이를 잘 관찰하여 픽병과의 진단에 참고로 하는 경우도 있습니다(그림 62).

처방법

픽세트가 발군의 실력을 발휘합니다. 클로르프로마진 + 페룰산 함유식품(약), 건강식품을 구입할 수 없는 처지라면 리바스티그민 저용량(9mg까지)을 사용합니다. 클로르프로마진 75mg을 최대량으로 하고, 이렇게 하더라도 안정을 찾지 못하면 제2선택 디아제팜 2mg정을 1일 1~3정 추가합니다.

그림 63 은 클로르프로마진 + 디아제팜으로 시설관리가 유지된 픽병입니다. 취침 전에는 라멜테온만으로 수면의 질이 떨어졌으므로 쿠에티아핀 세립 10mg을 더 얹었습니다. 2012년 12월에 쿄와 약품이 이전에 없었던 저용량 12.5mg 정(쿠에티아핀 "아메르R")을 출시하여 조제가 편해졌습니다.

그림 63

픽세트 제2선택으로 극적개선

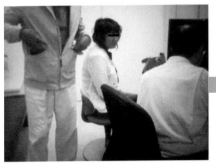

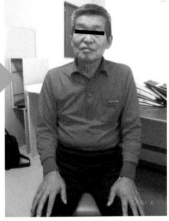

초진 때는 멋대로 방에 들어왔다가 아무 말도 하지 않고 가버렸다.
시티 불가능.
개정 하세가와식 점수 0점.

클로르프로마진 75mg
디아제팜 6mg
Feru-guard 100M ×1
라멜테온 8mg
쿠에티아핀 10mg

요양시설에서 자꾸 밖에 나가려는 모습을 보여 디아제팜 2mg 3정을 추가한 결과, 입소자 중에서도 가장 우등생이 되었다. 말수도 늘어났다.

대뇌 위축에 좌우 차이

이 여성은 67세라는 비교적 젊은 나이인데 표정이나 몸짓이 어린애 같습니다(아이같은 행동). 진찰실에서 절대로 앉지 않으며, 앉더라도 가족용 소파로 여깁니다. 아주 쉽게 알 수 있었던 뇌 위축의 좌우 차이가 있었으므로 제시합니다(그림 64).

개정 하세가와식 점수는 9.5점이었지만, 아직 의미성 인지장애는 없는 듯 했습니다. 아마도 중요한 왼쪽 측두엽이 비교적 잘 보존되고 있었기 때문인 것 같습니다. ATD에서는 원칙적으로 좌우차이가 일어나지 않으므로 감별에 유용하게 응용할 수 있습니다. 이 증례는 환자만 보더라도, 뇌 시티만 보더라도 FTLD라는 사실을 알지 못하면 안 됩니다.

그림 64

픽병으로 특징적인 위축의 좌우차

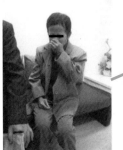

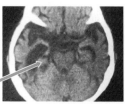

우측이 더 심한 해마위축

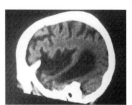

우측 knife-edge atrophy
(중간이 뚫린 타입)

진찰용 의자에 앉지 않는다.
어린 아이같은 행동
자꾸 얼굴에 손을 댄다

브로콜리

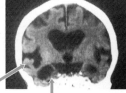

우측이 더 심한 해마위축

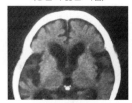

미키 마우스

67세 여성 의미성 인지장애가 없는 픽병 개정 하세가와식 점수 9.5점

전두측두엽의 위축(그림 65)

먼저 알츠하이머형 인지장애와 전두측두엽 변성증(FTLD)의 대뇌위축부위가 어떻게 다른가를 설명하겠습니다. FTLD는 실어증후군, 인지장애 증후군(픽병)을 총칭하여 부르는 용어입니다. 이들은 제각각 뇌 시티 소견에서 큰 차이는 없기 때문에 FTLD로 설명하겠습니다. 픽병 밖에 모르는 독자들은 무턱대고 픽병이라고 생각하더라도 무방합니다.

증상 만으로 진단하는 것이 이상적입니다만, 뇌종양, 뇌경색 등이 전두엽에 일어나 전두엽증상을 야기 시키는 경우가 있으므로(가성 픽) 기본적으로 전두측두엽의 위축은 어떠한 이미지인지를 파악하셔야 합니다.

비교적 위축이 심한 FTLD와 비교적 위축이 가벼운 ATD를 나란히 두고 봅시다. 그렇다고 하여 두 증례의 연령이나 하세가와식 점수에 차이가 없습니다. 증상에서 FTLD임에 틀림없다고 단정 짓고 나서 뇌 시티 소견을 본다

그림 65

픽병과 알츠하이머형 인지장애의 시티 소견 비교

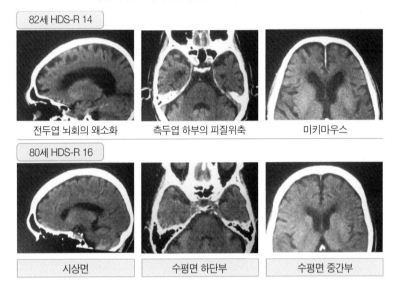

82세 HDS-R 14

전두엽 뇌회의 왜소화   측두엽 하부의 피질위축   미키마우스

80세 HDS-R 16

시상면   수평면 하단부   수평면 중간부

면, 이 위축으로 FTLD를 설명할 수 있을까요? 이것은 확인을 위한 방법으로 사용하십시오. 환자를 보기 전에 뇌 시티를 찍어 보면 관찰요점이 벗어나 오진 확률이 높아집니다.

위쪽 FTLD를 봐 주십시오. 측면(시상면)에서는 뇌회(gyrus)의 왜소화가 뚜렷합니다. 뇌구(계곡, sulcus)에 비해 뇌회(산)가 작아져 있습니다. 전두엽 외측의 위축으로 이러한 위축은 정상 노화에서는 일어나지 않습니다. 수평면에서는 양측의 측두엽에 뇌구가 많이 파여 있습니다. 측두엽 외측의 심한 위축입니다. 동일하게 수평면 중간에 보면 측뇌실이 나왔습니다만, 이 전각이 미키마우스의 귀처럼 완전 동그랗게 확대되어 있습니다. 이것은 전두엽내측위축이 반영된 것입니다.

그림 66

전두측두엽 변성증의 증상과 위축부위

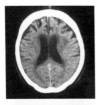

① 전두엽 외측면의 위축
　자발성 저하, 무의지

DLB 위축과 유사

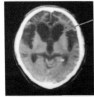

미키마우스(Kono)

② 전두엽 내측면의 위축
　단락적, 반사적, 무반성→모방, 반향, 강박적 음독

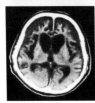

①② 전두엽 전반의 위축
→ 이 정도로 위축되면 당연히 안와면의 위축도 있으므로
　③ 탈억제, 생각하기 귀찮음, 내 갈 길만 가는 행동, 가출, 콧노래
　④ 상동, 보속, 강박적, 반복행동

위축부위와 증상의 대비(그림 66)

같은 전두엽이라 하더라도 용적이 크므로 환자 개개인의 위축 과정이 다릅니다. 이 정도의 지식을 갖추고 있는 의사가 어느 정도 있을까요? 전두엽 외측이 위축되면 경막하혈종이나 전두엽 루이소체(루이소체형 인지장애의 60퍼센트가 비교적 심한 전두엽 위축이 있다)와의 감별이 필요합니다. 이 부위가 위축된 픽병은 보통 무기력, 무감동(우울이 아닌 무위) 증상을 보인다고 알려지고 있습니다.

전두엽내측이 위축되면 측뇌실 전각은 미키마우스의 귀처럼 완전 둥근 형태로 감싸집니다. 단락적, 반사적, 무반성을 보이며, 진행하면 모방, 반향, 강박적 음독을 보입니다. 즉, 상대방의 동작을 흉내 내며, 남이 한 말을 그대로 흉내 내기도 하고, 포스터 등에 보이는 문자를 갑자기 큰 소리로 읽는 등의 이상한 행동을 나타내는 증상입니다.

전두엽의 내외측이 모두 위축되면 〈더 픽(The Pick)〉 양상을 나타냅니다. 탈억제, 생각하기 귀찮음, 내 갈 길만 가는 행동, 가출, 콧노래, 결국에는 상동, 보속, 강박적, 반복행동을 일으킵니다. 앞서 소개한 아리셉트를 2년간 복용한 환자는 이 증상까지 나타났는데, 중지함으로써 증상이 소실되었으므로 아리셉트가 얼마나 전두엽에 부담을 안겼는지 알 수 있습니다. 11년간 오진된 채 있었던 환자도 아리셉트를 중지함으로써 평온해졌습니다.

뇌신경외과 전문의들은 대개 뇌혈관(엠알아이) 판독에 신경을 쓰고, 심한 전두엽 위축이더라도 그다지 의미를 두지 않는 경우가 대부분입니다. 엠알아이가 뇌피질의 위축정도 판정에는 소용이 없다(뇌구가 전부 나타나기 때문에)는 점도 있습니다. 이 때문에 뇌검진(주로 미파열동맥류와 무증상 뇌경색 발견을 목적으로 함)에서 인지장애의 조기발견을 기대해서는 안 된다는 일반인들을 위한 계몽이 필요합니다. 무책임하게 〈뇌위축은 없습니다〉고 아무렇게나 설명하는 것은 용납할 수 없습니다.

b) FTD-MND type (그림 67)

근위축성 측삭경화증(amyotrophic lateral sclerosis, ALS로 통칭함)은 심각한 근육위축과 근력저하를 일으키는 신경변성질환으로 운동신경원질환의 한 종류입니다. 여기에 전두측두엽 위축이 더해져 픽증상을 띠면 미츠야마병이라 하는데, 현재는 맨체스터 그룹의 FTLD분류 기준으로 FTD-MND type 이라 합니다.

이 증례는 손등 근육 위축과 대퇴부를 크게 위로 들어올리는 독특한 보행, 느릿느릿하게 말하며, 단어를 헷갈리는 등의 알츠하이머형 인지장애와는 다른 인지장애를 나타냅니다. 다리를 꼬고, 잘 웃지만(억지웃음에 가깝다), 역시 전두측두엽인지장애(FTD)로 분류될 만하다고 느꼈습니다. 갈란타민으로 뚜렷하게 개선되어 병원 직원들이 놀랄 정도로 밝고 활발해졌습니다. 보행은 변함없었습니다.

그림 67

갈란타민 8mg으로 활발해진 FTD-MND type

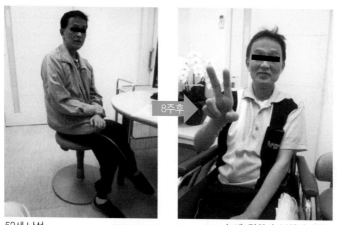

8주후

52세 남성
개정 하세가와식 점수 13점
근위축, 보행장애
구음장애, 다리꼬기

갈란타민 8mg
레보도파/카비도파 50mg
클로르프로마진 4mg

눈매, 말하기, 보행이 모두
민첩해짐. 요양시설 스탭들
도 놀랐다.

c) FTD-FLD type (그림 68)

측두엽 위축이 없고, 오로지 전두엽만 위축되어 있는 타입입니다. 미국과 유럽의 FLD type은 대부분 가족성 발생이며, 이와 같은 질환이 일본에는 없다고 하는 설과 Pick type만큼 있다는 에히메 그룹의 의견으로 나뉘어지고 있습니다.

이 증례는 하여튼 늘 웃고 있는 바람에 혈액검사가 불가능합니다. 개정 하세가와식 점수는 0점입니다. 단 것을 좋아하고, 어린애처럼 걷는 모습이 마치 전두측두형 인지장애인 것처럼 생각됩니다. 뇌 시티에서는 측두엽이 훌륭하게 보존되어 있지만, 언어가 통하지 않는 점이 문제입니다. 페룰산 함유 식품(약)으로 우스꽝스러운 모습이 사라지고 안정된 느낌을 보이게 됩니다. 단 것도 먹지 않게 되고, 한 달 만에 어른이 되었다는 느낌을 받은 적이 있습니다.

그림 68

FTD-FLD type

전두측두형 인지증의 전두엽변성증형

좌우차 있음

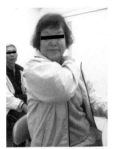

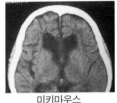

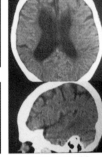

미키마우스

아이스크림을 5개씩 먹었다. 비만.
이상한 소리냄. 너무 웃어 채혈을
할 수 없었다. 처음에는 오른손으
로 왼쪽 어깨를 두드리는 것이 불
가능했다. 아이처럼 걸었음. 까불
면서 의사와 하이파이브.

전두엽하부 손상 없음   측두엽 손상 없음

59세 여성 FTD-FLD type 개정 하세가와식 점수 0점

다른 1례는 착어가 아주 심하며 개정 하세가와식 점수는 0점이었습니다
(그림 69). 특히 무엇보다도 하루 종일 말을 내뱉고 있었으며, 그 말의 의미는
누구도 알아듣지 못하였습니다. 가족들의 말에 따르면 연설이라고 합니다.
그의 답이 착어 때문에 일어난 의미성 인지장애인지 여부도 확인하기 어려
웠습니다.

2. 실어증후군

뇌경색에 의한 실어증과는 달리, 이 변성은 실어증으로 고정되지 않고 진
행성으로 픽화 되어 가기 때문에 필자는 실어증이라는 단어 대신 실어증후
군으로 부릅니다. 실어증이라고 할 수 없다는 이해에서 나온 생각입니다.

의미성 인지장애(SD)의 대부분은 알츠하이머형 인지장애로 오진되고 있
습니다. 전두측두엽 변성증(FTLD)의 일종이므로 뇌속 아세틸콜린이 부족하

그림 69

착어, 연설 타입의 FTD-FLD type

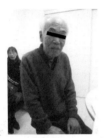

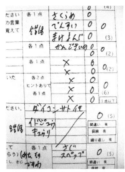

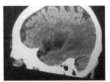

측두엽 유지가 가장 큰 특징

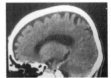

전두엽 위축은 심함

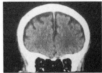

안와면도 유지

매우 온순하고 예의 바르다. 원숭이도 나무에서 떨어진다는 말의 의미를 모르고, 착어 퍼레이드. 항정신약은 불필요.

이런저런 이야기를 해대지만 올바른 말은 아님. PNFA 같은 말더듬은 없음.

86세 남성 FTD-FLD type 개정 하세가와식 점수 0점

다는 증거가 없는 질환군입니다.

중핵약 네 가지 성분 가운데 아리셉트만이 아세틸콜린을 증가시키는 약이므로 SD에 처방하더라도 개선율이 낮으며, 또한 적지 않은 환자는 픽화 징후를 가진 경우가 많기 때문에 흥분계인 아리셉트를 상용량으로 처방하면 위험을 동반합니다. 초진 시에 결심을 굳히지 않으면 되는대로 아리셉트를 계속 처방하게 되고, 환자는 픽화되어 픽증상이 나타났을 때는 자신이 복용하고 있는 아리셉트가 좋지 않다는 것을 모르고 다른 의사에게 뒷수습을 맡기게 됩니다.

자신은 절대로 아리셉트를 한사람도 처방하지 않는다는 의사라면 감별할 필요는 없습니다. 그러나 일반적으로 정확하게 ATD와 FTLD를 감별하여, 아리셉트를 처방하면 좋을 환자와 처방을 내어서는 안 될 환자의 차이 정도는 알고 있어야 되는 것이 핵심이라고 생각합니다. 다른 의사에게 폐를 끼칠

그림 70

FTLD 검출 세트

틀리기 쉬운 순서	의사 지시	의미성 인지장애 검출 의미성 인지장애가 있는 환자의 반응이나 대답
1	오른손으로 왼 어깨를 두드려주세요	왼손으로 가슴을 쓸어내 리는 등
2	원숭이도 나무에서 떨어진다의 의미를 쉽게 설명해 주세요.	원숭이가 나무에서 떨어 진다는 말입니다.
3	A) 낫 놓고, 에 이어질 말을 해 주세요. B) 세 살 버릇, 에 이어질 말을 해 주세요.	모르겠습니다. 에~ (말이 없음)
4	오른손잡이인가요? 왼손잡이인가요?	오른손잡이, 왼손잡이란게 뭡니까?

FTLD라면 아리셉트는 효과가 없으며 위험하다 → 우선 리바스티그민을!

가능성이 있는 것이 아리셉트입니다. 처방한다면 어느 정도 공부하고 나서 각오한 다음 처방해야 하는 것입니다. 그러므로 우선 의미성 인지장애에 대해 공부해 봅시다.

매일 일상 진료에서 개정 하세가와식 점수 외에 〈오른손으로 왼 어깨를 두드려 주십시오〉라는 과제만이라도 추가적으로 시행하면 SD 검출률은 비약적으로 올라갑니다. 거듭 말하지만, 아리셉트를 처방해도 되는 환자는 생각 외로 적습니다.

a) FTLD(전두측두엽 변성증) 검출 세트(그림 70)

개정 하세가와식 점수(HDR−S)를 체크 하는 도중에 환자가 '이것은 어떠한 뜻인가요?'라고 물으면 의미성 인지장애일 가능성이 있습니다. 픽 점수 (그림 19)에 같이 들어있는 FTLD 검출 세트를 시행해 보도록 합시다.

① '오른손으로 왼 어깨를 두드려 주세요'라는 지시를 바르게 시행하는지를 조사해 보십시오. 오른손을 어깨에서 돌리는 경우도 이상으로 판단합니다.

이 동작에 시간이 걸리면

② '오른손잡이입니까, 왼손잡이입니까?'

③ '낫 놓고 기역자도 모른다'는 속담의 의미

④ '세 살 버릇 ……에 이어질 말이 무엇입니까?'

를 추가적으로 체크해 보세요. 픽 점수에서 두 항목 이상 틀리면 양성(점수 1점 가산)으로 생각합니다.

FTLD 중에서 의미성 인지장애(SD)라면 오른손잡이인지 왼손잡이라는 의미를 모릅니다. '원숭이도 나무에서 떨어진다'라는 말을 그대로 따라서 흉내내던가(반향언어), 아니면 대답을 할 수 없는 상태가 됩니다. 그리고 픽병도 언어이해가 나쁜 환자(의미성 인지장애를 동반한 픽병)가 대부분입니다. 이러한 환자를 픽병이라 할 것인지, SD라고 할 것인지는 의사에게 맡겨진 일입니다. 저는 가족에게 폐를 끼치는 환자는 픽병으로 부르도록 하고 있습니다.

뇌 시티를 시행하고, 왼 중대뇌동맥영역의 색전, 폐색 등이 있으면 실어증이지만, 아무것도 없으면 SD입니다. 또한 환자는 적지만, 언어가 매끄럽게 나오지 않는 환자는 뇌경색이 발견되지 않으면 진행성 비유창성 실어(PNFA)입니다. 의사의 말을 반복해서 따라하지 못한다는 결정적인 특징이 있습니다.

ADL이나 생활능력이 비교적 유지되고 있는데도 HDS-R이 7점 이하 등으로 낮은 경우에는 SD나 PNFA일 가능성이 있습니다. SD나 PNFA는 단순 임상병명이므로 병리조직으로는 픽병이나 ATD입니다. 따라서 뇌병변의 넓이에 따라 서서히 픽병증상(도벽 등 반사회적 행위)이 더해질(픽화, Kono) 가능성이 있습니다.

b) 의미성 인지장애(그림 71)

의미성 인지장애(SD)는 유창하게 말하지만, 의사의 말을 이해하지 못하고, 일상생활 능력은 유지되고 있는데도 오히려 개정 하세가와식 점수(HDS-R)가 극단적으로 낮습니다(대부분 3~7점입니다). 그러므로 픽 점수

그림 71

의미성 인지장애 진단 세트

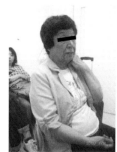

오른손으로 왼 어깨를
두드리지 못한다

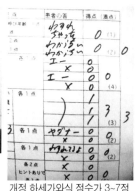

개정 하세가와식 점수가 3~7점

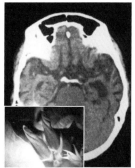

좌측두엽이 나팔꽃 꽃봉오리
같은 모양

처방 철칙
발어촉진에는 리바스티그민과 New Feru-guard LA
픽화에는 클로르프로마진과 Feru-gurad 100M

는 HDS－R7이하에서 1점이 추가됩니다. 이 환자를 중증 알츠하이머형 인지장애라고 생각하지 말고, 의미성 인지장애가 있어서 점수가 낮다는 것에 주목하여 주십시오.

75세 여성이 내원하여 무슨 일이든지 잊어버린다는 것이 주 증상이라면 어쨌든 ATD이지만, 잊어버린다는 것이 에피소드 건망(ATD)이 아니라 단어나 물질의 의미, 개념 상실을 의미하는 경우(SD)의 경우도 있습니다. 그림 71은 전형적인 예입니다. 뇌 시티에서는 왼쪽 측두엽이 나팔꽃 봉우리처럼 보입니다. 측두극이 위축되어 뾰족해져 있으며, 측두엽피질의 뇌구가 파여 있기 때문입니다.

대부분의 SD가 ATD라고 오진되고 있지만, 드물게는 병리조직에서 ATD로 보여지는 증례도 있으므로 이 경우에는 어림잡아 60퍼센트는 아리셉트가 듣도록 되어 있습니다. 그러나 SD로 진단할 능력을 갖춘 의사라면 구태여 아리셉트를 처방할 필요는 없겠지요.

그림 72

개정 하세가와식 점수 신속버젼(Kono 2012)

원래 번호	질문 항목	배점	각 질환의 득점 패턴		
5	벚꽃, 고양이, 전철을 따라해 보세요. 기억해 주시길 바랍니다.	3	0 PNFA	3	
6	100 - 7 =　　93 - 7 =	2	0-2 DLB		SD
	682를 역순으로 하면? 3529를 역순으로 하면?	2		0	
7	아까 이야기했던 세 가지 단어는 무엇입니까? (힌트: 꽃 동물 타는 것)	6	0-2 ATD		

PNFA　전두측두엽변성증 중 진행성비유창성실어
SD　　전두측두엽변성증 중 의미성 인지장애
DLB　　루이소체형 인지장애　ATD 알츠하이머형 인지장애

가족들에게 진료 전에 예습시키지 않도록 해주세요.
오진으로 이어질 수 있습니다.

이렇다면 HDS-R에서 5, 6, 7 질문만 시행해 보면 병형 감별은 가능합니다(그림 72). 전체 점수가 3점이라면 거의 SD입니다. 세 단어밖에 따라하지 못하기 때문입니다. 역으로 세 단어 복창이 전혀 불가능하다는 보기 드문 환자는 다음에 설명하는 PNFA입니다.

결론적으로 말하면 숫자관계가 불가능하고, 지연재생이 가능한 것이 루이소체형 인지장애, 지연재생에서 2/6이하가 ATD입니다. 이 지식은 뇌 시티를 사용할 수 없는 개업의에게 최대의 무기가 될 것입니다.

인지장애 환자의 경과를 1년 이상 추적해 보면 급격하게 인지기능이 떨어지는 경우, 다시 뇌 시티를 촬영하여 뇌경색, 경막하혈종, 정상압수두증, 뇌종양 등 새롭게 뭔가 발생했는지 체크할 필요가 있다는 것은 너무나 당연한 얘기지만, 90퍼센트는 그럴 필요가 없으며, 초진 때의 ATD 진단이 틀린 것이라는 사실을 알아야 합니다.

ATD는 사실 여러분들이 생각하는 만큼 개인차가 큰 환자군은 아니며, 균일(homogeneous)합니다. 약간의 다른 느낌이 있다면 다른 질환입니다.

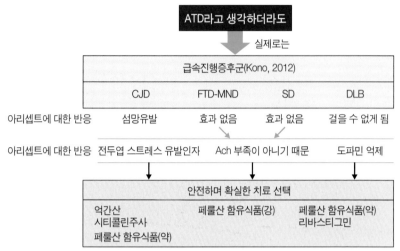

CJD, 크로이츠펠트 · 야콥병 생명예후 반년 이내
FTD-MND, 운동신경원질환을 동반한 인지장애, 생명예후 2년 반
SD, 의미성 인지장애, 어느 시기부터 급격하게 개정 하세가와식 점수가 3점이하가 된다
DLB, 루이소체형 인지장애, ADL이 급격하게 떨어지고, 섬망을 쉽게 일으키게 된다

HDS-R 점수의 연간 하락속도는 정확하게 2점 전후라야 됩니다. 이보다 급격하게(예를 들면 반년 만에 -5점) 변한다든가, 최초 3년간은 일정속도이다가 최근 1년간은 갑자기 20점에서 5점으로 떨어진다는, 설명이 불가능한 저하가 일어날 때는 루이소체형 인지장애라든지, 전두측두엽 변성증(FTLD)인 것입니다(그림 73). 곧장 루이소체점수, 픽점수를 다시 체크해 보면 알 수 있습니다.

역으로 10년간 전혀 진행하지 않았다면 가족으로부터 '선생님의 치료 덕분입니다'라는 감사의 말을 전해 들더라도, 실제는 그러하지 않으며 SD-NFT 또는 AGD였다고 겸허하게 생각하는 것이 좋습니다.

처방법

원칙적으로 갈란타민이나 리바스티그민을 사용

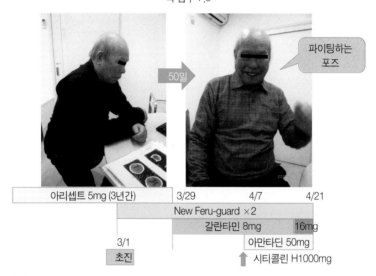

그림 74

갈란타민으로 변경하여 중증 의미성 인지장애를 극적으로 개선
70대 HDS-R 0 의미성 인지장애
픽 점수 7.5

아리셉트 5mg (3년간)	3/29	4/7	4/21

New Feru-guard ×2

갈란타민 8mg　16mg

3/1
초진

아만타딘 50mg

↑ 시티콜린 H1000mg

양증

클로르프로마진 저용량 + 페룰산 함유식품(약): 픽세트에 따릅니다.

개선증례

그림 74 의 남성은 초진 때 전혀 말이 통하지 않고, 의사가 있는 방향으로 쳐다보지도 않고, 망연자실하게 있었습니다. 아리셉트를 갈란타민으로 바꾸고 나서 극적으로 소통성이 개선되고, 밝아졌습니다. 아주 심한 뇌 위축이 있어 제3기로 생각하였지만, 처방의 종류와 용량이 잘 맞으면 개선됩니다.

그림 75 의 여성은 페룰산 함유식품으로 큰 효과를 나타낸 분입니다. 딴사람이 된듯이 소통성, 표정, 기분, 기억이 개선되었습니다. 이러한 페룰산 함유식품은 중핵증상에 틀림없이 작용하는 물질입니다. 보험적용 약의 부작용으로 어떻게 할 수 없는 경우에 큰 기대를 모으는 건강식품입니다. 중간정도를 넘어 엄중한 상태라고 해서 개선이 되지 않는 것은 아닙니다.

그림 75

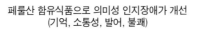

페룰산 함유식품으로 의미성 인지장애가 개선
(기억, 소통성, 발어, 불쾌)

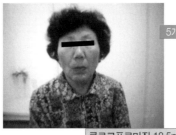

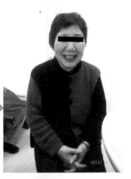

5개월

H23.10.6 HDS-R0
소통이 전혀 되지 않음
감정도 없음

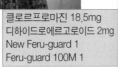

클로르프로마진 18.5mg
디하이드로에르고로이드 2mg
New Feru-guard 1
Feru-guard 100M 1

선생님 감사합니다!
악수하자고 할 수 있게 되었다.

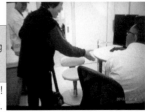

G 진행성 비유창성 실어

PNFA는 말더듬이처럼 단어를 떠듬떠듬거리며, 따라하지 못합니다. PNFA는 뇌 시티를 잘 보면 전두엽 위축이 우위이지만, 정상에 가까운 소견을 보이는 환자도 있습니다. 임상진단명이고 병리 소견은 무엇이든 관계 없습니다.

그림 76 은 60세 여성(개정 하세가와식 점수 14점)입니다. 요리교실의 강사였지만, 단어가 말더듬이처럼 되고 요리 순서를 잊어버리게 되었습니다. 5년간 경과를 지켜보았지만, 그 당시에 저도 전두측두엽 변성증(FTLD)이라는 사실을 정확하게 인식하지 못하고 〈말이 잘 나오지 않는 알츠하이머형 인지장애〉로 생각하였습니다.

나고야 제2적십자병원 신경내과와 언어치료사들과 의견을 교환하여

그림 76

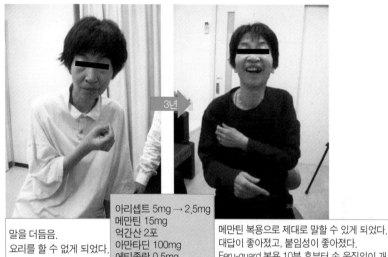

PNFA에 메만틴 15mg, 페룰산 함유식품(강)이 유효했던 증례

3년

말을 더듬음.
요리를 할 수 없게 되었다.
혼자 집에 두면 화를 낸다.

아리셉트 5mg → 2.5mg
메만틴 15mg
억간산 2포
아만타딘 100mg
에티졸람 0.5mg
New Feru-guard 2

메만틴 복용으로 제대로 말할 수 있게 되었다.
대답이 좋아졌고, 붙임성이 좋아졌다.
Feru-guard 복용 10분 후부터 손 움직임이 개선된다.

FTLD로 진단을 확정하였던 것이지요. 그 후 PNFA라는 사실을 눈치 챘습니다. 단지 많은 환자를 보는 것만으로는 병상을 설명할 수 있는 〈단어〉를 발견할 수 없었습니다. PNFA라는 병명을 의학교과서에서 발견한 순간, 가까스로 이 환자의 정체에 다가갔던 것입니다.

필자는 두 사람의 PNFA를 장기간 보고 있는데, 두 사람 모두 약간의 픽화를 보여주고 있습니다. 이 증례는 혼자 있는 것을 싫어하여, 남편이 외출하면 접시를 던지던 시기가 있었습니다. 다른 한 사람은 59세 여성인데, 일상생활에서는 냉정하게 행동하지만, 자신이 불안정하다고 느낄 때, 필자가 진찰을 끝내려고 하자 어린애같이 소리내면서 펑펑 울기 시작한 일도 있었습니다.

그러나 일반적으로 PNFA는 의학서에 기재되어 있는 대로, SD만큼은 픽화되지 않습니다. 본증에서 언어는 페룰산 함유식품, 메만틴, 시티콜린 주사로 꽤 각성되었고, 성격도 밝아지고 긍정적으로 되었습니다.

그림 77

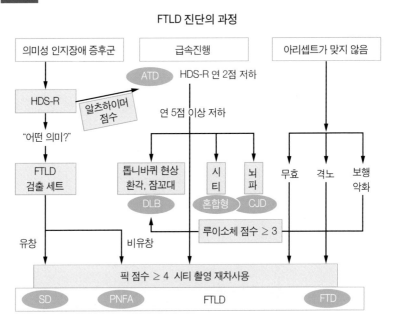

처방법: 아리셉트 이외의 중핵약(리바스티그민, 갈란타민, 메만틴). 진행
하면 시티콜린 주사도 유효.

양증: 클로르프로마진 저용량 또는 억간산으로 처방합니다.

1. 전두측두엽 변성증(FTLD) 진단의 과정(그림 77)

ATD, DLB, FTLD 3대 변성 인지장애 설명을 끝내면서 진단 과정을 정리
하겠습니다. 개정 하세가와식 점수를 시행할 때, 뭔지 모르게 다시 묻는 일
이 많다거나, 뒤를 쳐다보며 가족들에게 도움을 구하려는 태도가 있으면 의
미성 인지장애를 의심해 볼 필요가 있습니다. FTLD 검출 세트를 실시하여
네 항목 중 두 항목이 불가능하면 의미성 인지장애입니다. 알츠하이머 점수
를 체크하여 고득점이면 ATD라 하여도 무방합니다.

급하게 진행하는 경우, ATD일 가능성은 낮습니다. 루이소체형 인지장애,

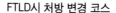

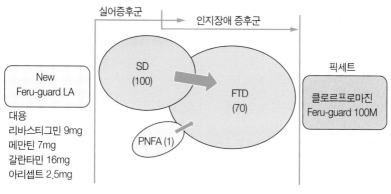

FTLD시 처방 변경 코스

실어증후군

인지장애 증후군

SD
(100)

FTD
(70)

PNFA (1)

New
Feru-guard LA

대용
리바스티그민 9mg
메만틴 7mg
갈란타민 16mg
아리셉트 2.5mg

픽세트

클로르프로마진
Feru-guard 100M

➡️ 픽화
SD는 픽화되기 쉽다. PNFA는 픽화되기 어렵다.
( ) 나고야 포레스트 클리닉에서의 대략적인 빈도. SD를 100으로 생각했을 경우.

크로이츠펠트 · 야콥병, 혼합형 인지장애의 가능성은 없는지 다시 한 번 체크하여 수정하여 주십시오. 톱니바퀴 현상이 심하면 루이소체 점수를 체크하여 3점 이상 이면 DLB입니다. 이 정도 알면 뇌 시티의 필요성은 더 이상 없지요. 이 외에도 뇌 시티 상 빈스뱅거 타입의 허혈이 있으면 진행이 빠른 것은 어쩔 수 없습니다. 니세르골린, 붉은 지렁이 효소 같은 건강식품 적응증이 됩니다.

아리셉트가 맞지 않는 환자는 어떻게 하여야 할까요? 맞지 않는다는 것은 세 가지의 의미가 있습니다. 효과가 없다, 보행이 악화되었다, 쉽게 화를 낸다입니다. 제각각 전두측두엽 변성증(FTLD), DLB, 픽병의 가능성을 시사합니다. 이러면 아리셉트를 다른 중핵약으로 바꾸십시오. 더 이상 아리셉트를 증량하더라도 쓸데없는 일이 됩니다.

2. 실어증후군의 픽화(그림 78)

외래에서 의미성 인지장애를 중시하면 의미성 인지장애(SD)는 꽤 많아지고, 알츠하이머형 인지장애의 빈도는 매우 줄어듭니다. 고인이 된 타나베 히

로타카 선생이 〈픽병이라고 하면 측두형(SD)을 말합니다〉라고 대담집에서 발언한 이유는 여기에 있습니다. 이것은 전두측두엽 변성증(FTLD)에서의 빈도를 두고 말한 것입니다.

필자가 느낀바를 토대로 말한다면 픽병은 물건을 훔치는 인지장애인 전두엽형(FTD−Pick type)입니다. 이러한 차이는 타나베 선생은 실어증 전문가이고, 저는 인지장애 전문병동(후쿠시무라 병원)에서의 경험이 인지장애 진료 기초가 된 것의 영향일 것입니다.

맨체스터 분류가 픽이라는 단어를 경시하자 일본에서에서 반발이 일어났지만, FTLD의 하위 분류에 SD를 넣음으로써 FTLD연구가 100년 만에 활발해졌다는 평가는 있습니다. 필자 저 자신의 의미성 인지장애에 대한 이해도 나아졌고, 〈아리셉트가 듣지 않는 환자〉는 아세틸콜린이 부족하지 않은 SD이지 않을까 하고 이해를 하게 되었고, 중핵약 계열 신약 세 성분의 사용법에도 힌트를 주었다고 생각합니다.

문제는 SD가 픽화되는 것입니다. 상대의 말을 이해하지 못하고 거의 말수가 없던 환자가 간병저항, 약 거부, 큰 소리를 지르고, 다른 시설 이용자에게 폐를 끼치는 행위(아무 밥이나 먹는 일)를 하게 되는 것 말입니다. 이것은 변성질환이므로 당연하지만, 측두엽 전방에서 전두엽 쪽으로 병변이 확대되어 간다고 이해하면 좋겠습니다.

그렇다면 픽세트(클로르프로마진 + Feru−guard 100M)로 교체하면 곧 개선됩니다. 이것을 의사가 알고 있으면 인지장애에 대한 지식도 없이 정부 보조금을 받아가면서 요양기관을 운영하는 경영자들이 폭력적으로 되어가는 환자 앞에서 당황하는 일 없이 차분하게 대처할 수 있습니다.

그림 79 는 필자에게 픽화를 생각하게 해 준 터닝 포인트가 된 전형적인 예입니다. 조용하면서 부끄러움을 타던 남성이 전두엽기능이 망가져 가면서 지나친 인사, 큰 소리까지 내게 된 예입니다. 초기의 음성증상이 양성증상으로 바뀌면서 대폭적인 처방 변경(흥분계 → 억제계)이 필요해졌습니다. 변성 인지장애의 표적증상은 이렇게 변합니다.

그림 79

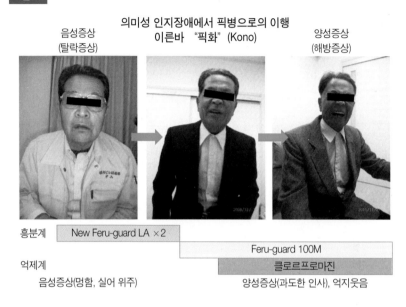

의미성 인지장애에서 픽병으로의 이행
이른바 "픽화" (Kono)

음성증상
(탈락증상)

양성증상
(해방증상)

흥분계   New Feru-guard LA ×2

Feru-guard 100M

억제계

클로르프로마진

음성증상(멍함, 실어 위주)   양성증상(과도한 인사), 억지웃음

이러한 수준 높은 말을 하여야 하지만, 개업의에게도 간단하게 대응할 수 있도록 시스템화 한 것이 Kono방법이고, 이 방법은 그대로 따르기만 하면 되는 이론입니다. 만약에 전두측두엽 변성증으로 진단되지 않더라도 〈이 환자는 최근 픽 경향〉이라고 생각한다면 이 환자는 ATD이든, DLB이든 간에 픽세트로 교체하면 대개 90퍼센트는 양성증상이 제어되고, 기사회생으로 중핵증상 개선에 성공할 수 있게 됩니다(그림 80).

ⓗ 파킨슨병 유사 질환과의 경계에 있는 FTLD

Kertez(케르테스)가 제창한 Pick complex 중에는 진행성 핵상성 마비(PSP)와 대뇌피질기저핵 변성증(CBD)이 포함됩니다. 실제로 환자의 태도를 보면 픽병과 파킨슨병이 공존하는 듯한 느낌을 받습니다.

그림 80

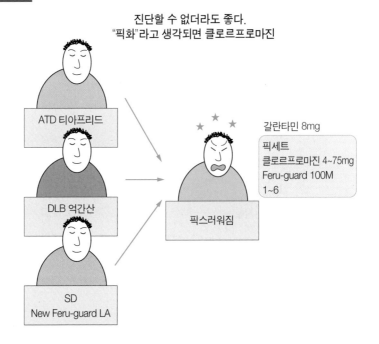

진단할 수 없더라도 좋다.
"픽화"라고 생각되면 클로르프로마진

ATD 티아프리드

DLB 억간산

SD
New Feru-guard LA

픽스러워짐

갈란타민 8mg

픽세트
클로르프로마진 4~75mg
Feru-guard 100M
1~6

1. 대뇌피질기저핵변성증(CBD)

개념

파킨슨병 증상이나 팔이나 손이 의지대로 움직이지 않는 관념운동실행 등을 주된 증상으로 하는 질환입니다. 파킨슨병 유사질환으로서 희귀난치성질환에 지정되어 있지만, 이상하게도 픽병과의 구별이 되지 않는 행동이상을 나타내는 환자도 있어, 생전 진단은 거의 불가능하다고 알려진 인지장애입니다. 따라서 임상에서는 CBS(피질기저핵증후군)로 진단하여 놓는 것을 용인하는 경향으로 가고 있습니다.

환자

50~70세 사이에서 발병하며, 7년 전후로 그 경과가 완만하게 진행합니다. CBD 빈도의 1/2.6정도로 나타나며, 일본에서는 3000명 정도로 추정되고 있

그림 81

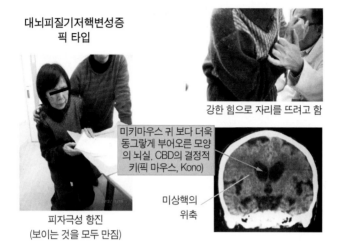

대뇌피질기저핵변성증
픽 타입

강한 힘으로 자리를 뜨려고 함

미키마우스 귀 보다 더욱
동그랗게 부어오른 모양
의 뇌실. CBD의 결정적
키(픽 마우스, Kono)

미상핵의
위축

피자극성 항진
(보이는 것을 모두 만짐)

습니다(아베).

정신증상

운동장애가 진행하면 신경내과의의 단독무대라고 생각하기 싶지만, 병변의 소재에 따라 정신증상이 뚜렷해지는 환자도 있습니다. 그러므로 인지장애 외래 클리닉에서도 본 증상을 보게 될 가능성이 있습니다.

| 증례 |

그림 81 은 뇌 시티 소견을 통해 CBD를 의심한 환자입니다. 무언증이며, 안절부절못하는 모습으로 외래에서 심하게 배회하지만 후들후들거려 하지근력저하가 있는 듯 했습니다. 파킨슨병 치료약으로 느린 보행이 빨라졌으므로 역시 파킨슨병 유사질환일 가능성도 있지만, 어떻게 보아도 픽병으로밖에 생각할 수 없는 행동이었습니다. 대부분의 의학서에서도 픽병 양상의 행동이 기재되어 있습니다.

멀티 슬라이스 시티에서는 관상면에서 미상핵 두부의 위축을 반영하여

대뇌피질기저핵변성증 파킨슨타입

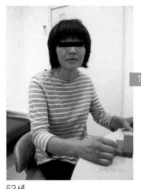
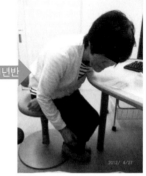

1년반

53세
초진 시에는 상쾌한 표정으로 느리지만 보통 정도로 걸었다. 근력저하는 확인되지 않았다.

55세
근력저하로 의자에서 쓰러져 버린다.

측뇌실 전각이 둥글게 팽창되어 있어 CBD로 진단하였습니다.

그림 82 는 CBD로 쉽게 파악할 수 있는 증례입니다. 이처럼 근위축이 없이 근력이 저하되는 질환은 달리 생각하기 어렵습니다. 국립 히가시 나고야병원 신경내과와 협의한 결과, CBD로 진단하고 그 후 재활훈련을 위한 통원치료를 하도록 하였습니다.

확정진단

병리조직을 통해 확정이 가능합니다. 역으로 임상진단은 매우 힘들며, 픽병으로 진단되는 경우가 많다고 알려져 있습니다.

처방법

리바스티그민, 레보도파/카비도파 저용량, 클로르프로마진 저용량, 페룰산 함유식품(약), 병기가 진행하여 걸을 수 없게 되면 페룰산 함유식품(강)으로 변경하고, 이 때문에 과긴장 상태가 되는 경우에는 클로르프로마진 증량으로 대응합니다.

참고문헌

• 阿部康二, 倉田智子. CBDの疾患概念と診断基準. 日本臨牀增刊号 認知 症学(下). 2011. p.399-404.

2. 진행성핵상마비(progressive supranuclear palsy, PSP)

개요

뇌 속의 타우 단백 축적으로 파킨슨병증상을 일으키는 질환입니다. 파킨 슨 증상 외에 핵상성 주시마비 등의 특징적인 신경증상, 독특한 자세(경부후 굴, 초진 시 21퍼센트)를 띠는 완만하게 진행하는 신경변성 질환이며, 인지 장애의 한 형태로 생각되어지고 있습니다.

CBD와 함께 2003년에 파킨슨병 관련 질환으로서 일본에서 희귀난치성질 환 치료연구사업 대상 질환으로 지정되었습니다. 발병연령은 67.3 ± 8.0세, 남성에게 많으며, 이환기간은 7.2 ± 3.9년으로 보고되고 있습니다(Josephs).

증상

여기서는 아주 특징적인 두 증상만을 소개합니다. 얼굴을 돌리지 말라고 지시한 다음, 의사에게 손가락 끝을 좌우상하로 움직이게 하여 이것을 따라 와보게 하면 상하로는 전혀 안구가 움직이지 않습니다. 이 영향도 있겠지만 (아래를 볼 수 없습니다), 심하게 반복적으로 넘어집니다. 초기부터 두드러 지며, 초진 시 92퍼센트에서 나타납니다(Litvan). 신경내과 초진 시에 PSP를 정확하게 진단할 수 있는 것은 26퍼센트로 알려져 있는데(Donker Kaat), 이 는 초기에는 주시마비가 없기 때문이며, 발병 시에는 9퍼센트밖에 존재하지 않습니다(카츠하라).

PSP 152례 중 20퍼센트는 안구증상이나 넘어짐보다도 행동·인지장애 등 의 전두엽증상이 더 뚜렷하며(Donker Kaat), 전두측두형 인지장애(FTD)과

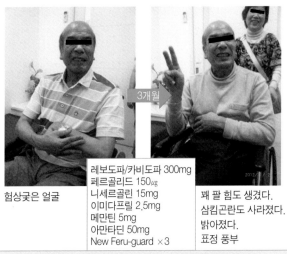

그림 83

페룰산 함유식품 (강) ×3에 의한 PSP의 개선

3개월

험상궂은 얼굴

레보도파/카비도파 300mg
페르골리드 150㎍
니세르골린 15mg
이미다프릴 2.5mg
메만틴 5mg
아만타딘 50mg
New Feru-guard ×3

꽤 팔 힘도 생겼다.
삼킴곤란도 사라졌다.
밝아졌다.
표정 풍부

65세 남성 진행성핵상마비 개정 하세가와식 점수 22점

비슷한 환자도 있어 이들은 상동행동을 나타내는 증례도 보고되고 있습니다 (야마모토). 펫트에서도 전두엽 혈류저하를 나타냅니다. 픽병이라고 생각하고 있던 환자의 보행이나 안구 움직임이 악화되어 가는 이유이기도 합니다.

| 증례 |

페룰산 함유식품(강)의 위력을 보여준 PSP입니다. 지금까지의 처방에 추가하여 식품을 세 개(상용량의 1.5배) 추가한 결과, 곧장 근력(보행, 완력, 삼킴 기능)이 뚜렷하게 개선되었습니다. 마음도 밝아졌고 활발해졌습니다(그림 83).

처방법

리바스티그민, 레보도파/카비도파 저용량, 클로르프로마진 저용량, 페룰산 함유식품(강)

페룰산 함유식품 강약의 사용법

환자의 양증, 음증 여부에 따릅니다만, 일반적으로 CBD는 픽증상(양성 증상)이 심하고, PSP는 음증이 심하기 때문에 CBD는 페룰산 함유식품(약), PSP는 페룰산 함유식품(강)으로 처방합니다.

참고문헌

- Josephs KA, Dickson DW. Diagnositic accuracy of progressive supranuclear palsy in the society for progressive supranuclear palsy brain bank. Mov Disord. 2003; 18: 1018-26.
- Litvan I, Mangone CA, MaKee A, et al. Natural history of progressive supranuclear palsy (Steele-Rechardson-Olszewski syndrome) and clinical predictors of survival; A clinicopatho-logical study. J Neurol Neurosurg Psychiatry. 1996; 60: 615-20.
- 葛原茂樹, 山之内博, 豊倉康夫, 他. 進行性核上性麻痺の臨床症状の検討; 剖検例による診断確定例について. 厚生省特定疾患・神経変性疾患調査研究班. 1989年度研究報告書. 1990. p.117-20.
- Donker Kaat L, Boon AJW, Kamphorst W, et al. Frontal presentation in progressive supranuclear palsy. Neurology. 2007; 69: 723-9.
- 山本敏之, 大石健一, 大矢 寧, 他. 強制的くりかえし動作をみとめた進行性核上性麻痺の1症例. 臨床神経. 2002; 42: 425-9.

Ⅰ 기타 인지장애

1. 근긴장성 디스트로피의 인지장애

1) 개요

근 디스트로피 가운데 가장 빈도가 높으며, 이 타입만 유전성이 있습니다. 정상적인 유전자에 비하여 세 개 핵산의 반복이 많아지는 이상이 19번 염색

그림 84

- 특징이 있는 전두부 탈모
- 의미성 인지장애(오른손으로 왼 어깨를 두드리지 못함)
- 당뇨병
- 표현촉진현상: 자손의 발병 연령 저연령화
  (딸 22세, 손자 15세에 발병)

리바스티그민 + 페룰산 함유식품(약)으로
보행거리, 쉽게 화냄이 극적으로 개선된다.
강직성 근디스트로피 인지장애

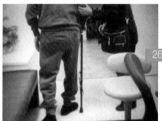

26일

조금 걸은 것만으로 지쳐 주저앉는다   집 주위를 한바퀴 돌 정도가 되었다.
자세가 좋다.

63세 남성 강직성 근디스트로피(의미성 인지장애)

체에 있습니다. 상염색체 우성유전으로 부모의 어느 한쪽이나 형제자매 가운데 같은 질환이 복수로 나타납니다. 세대가 아래로 내려 갈수록 젊어서 발병하며, 게다가 심한 양상으로 나타납니다. 보통 30세 쯤 발병합니다.

| 증례 |

(그림 84) 50대 후반 쯤 흡인성 폐렴으로 입원한 나고야 제2적십자병원에서 정밀조사한 결과, 근 긴장성 디스트로피로 확정 진단을 받은 분입니다. 원래 이 질병은 ALS와는 달리(그림 85), 전신의 내과 합병증(당뇨병, 탈모 등)과 함께 인지장애가 발생하는 것으로 알려지고 있습니다.

인지장애의 상세한 프로필을 기재한 의학서는 드물며, 의미성 인지장애의 병상(그림 86)을 나타냈습니다. 루이소체 점수, 픽 점수 모두 양성이며, 다음에 소개하는 Lewy-Pick complex (Kono)와 유사한 패턴으로 나타납니다.

그림 85

근위축성측삭경화증(ALS)과 강직성 근디스트로피의 차이

	ALS	강직성 근디스트로피
원발	신경(운동신경원질환)	근육(유전성 근병증)
유전성	없음	있음(유전자 이상)
인지장애	없음(있음 → FTD-MND)	있음
합병증	없음	전신질환(당뇨병 등)
원인	글루타민 과잉 축적	미오토닌인산화효소(myotonin kinase)의 과잉반복(1,000회 이상)
기존 치료	리루졸 (50) 2정	스테로이드
Kono 방법	리바스티그민 페룰산 함유식품(강)	리바스티그민 페룰산 함유식품(약)

그림 86

근강직성 디스트로피 + SD 제1증례에서 지능검사 점수 상황

HDS-R	픽 점수	루이소체 점수
16점 장고 타입 (피질하인지장애) 숫자관계 1/4 지연재생 6/6 맘대로 응답 (-) 사고태만 (-) 의미성 인지장애 있음 착어 있음 진료받는 태도 양호 반양언어 (-) 반복언어 (-)	6.5점 불쾌 (1) 좀처럼 앉지 못함 (1) 의미성 인지장애 (1) 콧노래 (2) 스위치 켜지듯 쉽게 화냄 (1) knife-edge atrophy (0.5)	6점 환시 (2) 삼킴곤란 (1) 기면 (1) 안정시 떨림 (0.5) 좌측으로 기울어짐 (1.5)

63세 남성 강직성 근디스트로피(DM1) + 의미성 인지장애

리바스티그민은 루이소체형 인지장애의 보행개선작용이 있으므로 이와 비슷하게 처방하자 놀라울 정도로 보행이 개선되었습니다. 페룰산 함유식품(약)도 사용했습니다. 기억도 또렷해졌으며 성격도 밝아졌다고 가족들이 전했습니다.

참고문헌

- 河野和彦. ピック病の症状と治療 コウノメソッドで理解する前頭側頭葉変性症. フジメディカル出版. 2013.

2. 고전적 혼합형 인지장애

정의

알츠하이머형 인지장애(ATD)와 VD의 균등한 합병을 혼합형 인지장애라 부릅니다. ATD의 진단기준을 만족시키고, 인지장애와의 인과관계가 명확하다고 할 수 없는 CVD를 동반하는 경우는 CVD를 동반한 ATD라고 생각하여야 하며, 혼합형이라고는 할 수 없습니다.

이 경우의 CVD를 〈ATD의 혈관인자〉라고 말하며, ATD의 병상을 악화시킵니다. ATD 환자의 24~28퍼센트(Gearing, Massoud), 타지리 프로젝트(Meguro)에서는 68퍼센트에서 혈관성 병변이 발견되며, 인지장애 전체의 43퍼센트에서 CVD가 발견된 것으로 알려졌습니다.

필자의 견해

루이소체형 인지장애와 VD의 합병도 일반적으로 혼합형이라 하는 경우가 많이 있지만, 이 경우 섬망이 잘 일어나기 때문에 ATD + VD와는 구별하여 저는 루이 믹스라고 따로 분류하고 있습니다. DLB와 VD도 모두 섬망을 잘 일으키므로 양자가 합병되면 매우 빠른 속도로 진행되어 간병이 어려워지는 병형이므로 주의가 필요합니다. 각성을 위하여 시티콜린 주사를 많이 사용하여야 합니다.

참고문헌

- Meguro K, Ishii H, Yamaguchi S, et al. Prevalence of dementia and dementing diseases in Japan: the Tajiri project. Arch Neurol. 2002; 59(7): 1109-14.
- Gearing M, Mirra SS, Hedreen JC, et al. The Consortium to Establish a Registry

for Alzheimer's Disease (CERAD), X: neuropathology confirmation of the clinical diagnosis of Alzheimer's disease. Neurology. 1995; 45: 461-6.

- Massoud F, Devi G, Stern Y et al. A clinicopathological comparison of community-based and clinicbased cohorts of patients with dementia. Arch Neurol. 1999; 56: 1368-73.

3. 다중 인지장애

필자의 정의

다중 인지장애라는 단어는 없지만, 인지장애의 책임 질환이 세 종류 이상 합병된 환자에 대한 설명은 어떤 의학서에도 쓰여 있지 않은 듯합니다. 세 종류 이상의 합병을 다중이라 부릅시다. 여기서는 다섯 종류 합병이라 생각 되는 증례에 대하여 살펴 봅시다(그림 87).

68세 여성으로 40년 전 임신 중에 점점 몸무게가 늘어난 현상이 있어, 뇌 하수체선종이 발견되었습니다. 수술하여 큰 문제는 일으키지 않고 잘 마무 리되었지만, 지금도 왼 전두엽에는 수술 침입경로에 저흡수 영역이 있습니 다. 40년간 인지기능저하와는 관계없었다고는 하더라도, 나이를 들면서 뇌 손상이 다른 인지장애 책임 질환의 영향을 증폭시켰을 가능성은 배제하지 못했습니다.

오른쪽에 경막하혈종이 있지만, 2년 전 여름에 일사병으로 입원하였을 때 이미 뇌 시티에서 지적되었던 사항입니다. 언제 발생하였는지, 혹은 수종인 지는 불분명합니다.

해마위축은 가볍고, 개정 하세가와식 점수(HDS-R)에서 지연재생은 6/6으로 채점되어 ATD라고는 생각하기 어려웠습니다. 역으로 의사 앞에서 다리를 꼬고, 가만히 있지 못하며, 원숭이도 나무에서 떨어진다는 의미를 모 르며, 뇌 시티에서 측두엽 위축(knife edge atrophy)이 있다는 사실, 픽점수 6점(콧소리, 단 것을 좋아함 등)에서 전두측두엽 변성증(FTLD)임에 틀림없 는 듯했습니다. 현재 간병인을 하는 딸은 엄마의 진찰거부 경향 등에서 픽병

그림 87

인지장애 관련 5질환 중복환자

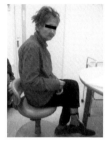

가만히 있지 못함
항상 다리꼬기
ATD 치고는 HDS-R 점수가
너무 좋음
간병인을 하는 딸이 픽병을
의심했음

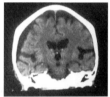

우경막하혈종

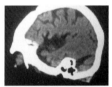

Knife edge atrophy
(선이 명확한 타입)

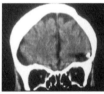

좌전두엽 수술흔적

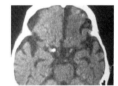

좌측 나팔꽃 모양

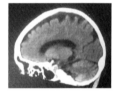

전두두정엽 위축

68세 여성 LPC CSH 간성뇌증 뇌하수체선종 수술 후 개정 하세가와식 점수 25점

으로 의심하고 있었습니다.

오른 팔꿈치에 톱니바퀴양상 근육강직, 왼 팔꿈치에 납파이프 양상 근육강직이 있었습니다. 좌우차가 있어 루이소체형 인지장애의 확증까지는 되지 않지만, 루이소체 점수는 8.5점으로 나왔습니다. 약제 과민성(종합감기약 복용으로 환각 출현), 잠꼬대, 부지런함, 가벼운 졸림 등이 있었습니다. 그래서 이 환자는 LPC라고 생각되었습니다.

초진 3개월 전, 이 환자는 지남력장애가 심해져 식사를 하지 못하게 되었습니다. 마음이 몹시 울적해져 식사도 스스로 들지 못하는 모습이었습니다. 시민병원에서의 혈액검사에서 간효소치의 상승이 나타났지만, 초음파 영상에서 지방간으로 집에 가셔도 좋다는 얘기를 들었다고 합니다. 2개월 후, 혈청 NH$_3$가 200까지 상승하여 간성혼수로 2주간 입원하였고 수액치료로 의식이 명료해져 정상적으로 식사를 할 수 있게 되었다 합니다.

제가 진료하였을 때, 섬망은 없었으며, HDS-R도 25점으로 우수하였습니다. 특히 채소 10개를 기억하게 할 때는 '이것은 제철이 아니네'하고 말을 덧붙이는 등 지적인 모습을 보여 주었습니다. 현재, 내분비성의 인지기능저하는 배제되어 있는 듯하지만, 뇌 시티에서의 뇌위축으로 LPC(DLB + 픽병) + 경막하혈종 + 간성혼수 + 뇌외과수술의 영향이라는 다섯 가지의 문제를 안고 있는 인지장애라 말할 수 있습니다. 처방은 리바스티그민으로 하고 있습니다.

HDS-R 점수만으로 판단하는 의사라면 이 환자는 〈비인지장애〉로 판정할 우려도 있습니다. 루이소체 점수와 픽 점수 모두 HDS-R점수와 서로 관계없으며, 오히려 이 두 점수는 인지장애의 중증도가 아닌 질을 측정하는 도구로서 HDS-R 고득점 형 환자에게도 유용하다고 생각합니다. 인지장애 환자의 대략 20퍼센트는 〈보통 방법으로는 안 된다〉라는 사실을 알아주십시오. 그러나 Kono 방법은 대증요법이므로 걱정할 필요가 없습니다.

4. 석회침착을 동반한 미만성 신경원 섬유변화병(DNTC)

프로필

초로기(40~64세)에 발생하는 드문 진행성 인지장애입니다. 영상에서는 특징적인 석회화가 초기부터 발견되기 때문에 수련의들도 진단할 수 있습니다(그림 88). 가성 석회화로 불리며, 단백질이 풍부한 혈장성분이 혈관주위에 삼출되어 침착된 것입니다.

많이 침착되는 장소는 담창구, 소뇌치상핵이며, 대뇌피질, 백질, 소뇌피질에도 광범위하게 산재되어 Fahr병과 완전 일치합니다(이케다).

발견 1992년 코사카 켄지와 시바야마 히로토가 별명으로 발표하였기 때문에 Kosaka-Shibayama병으로도 불립니다.

그림 88

페룰산 함유식품(약)만으로 극적 개선되었던 석회침착을 동반한 미만성 신경원섬유변화병

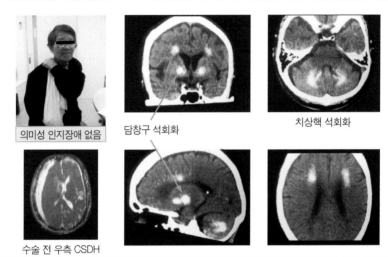

의미성 인지장애 없음

담창구 석회화

치상핵 석회화

수술 전 우측 CSDH

83TP 여성 석회침착을 동반한 미만성 신경원섬유변화병 개정 하세가와식 점수 16

병리

Farh병형의 뇌내 석회화, 측두-전두엽 우위의 뇌위축(Fahr병은 위축되어 있지 않음), 대뇌피질에 광범위한 신경원 섬유변화를 보이지만, 노인반은 나타나지 않습니다.

환자

일본에서의 보고례가 많으며, 평균 50대에서 남녀비 1:3-4, 유전성은 없습니다.

증상

부검에서 확정한 10례의 DNTC의 임상증상을 검토한 귀중한 보고(하부치)에서는 전두엽증상과 언어장애를 합병하는 경향이 있음과 동시에 언어장애에 대해서는 비특이적인 증상을 띠는 경향이 있다고 밝혔습니다. 그 결과,

DNTC도 FTLD와 마찬가지로 병리상으로 임상상이 규정되어지지는 않으며, 위축부위에 따라 임상상이 결정됨을 알 수 있습니다.

임상적으로도 일부 증례에서 환각, 망상, 섬망으로 초발하였다는 보고도 있습니다. 진행하면 픽병과 송두리째 닮아(쉬 자극, 다행, 유아적), 감각실어가 발생하면 FTLD로 오진할 가능성도 충분히 있습니다.

섬망·파킨슨병증상과 전두엽증상을 모두 합친 환자는 필자가 제창하는 Lewy-Pick complex와 같은 증후군에 해당된다고 생각합니다. 만약 뇌 시티에서 석회화가 발견되면 DNTC라는 진단으로 결론을 냅니다. 하지만, DNTC라 생각한 증례의 부검에서 루이소체형 인지장애였다는 1례의 보고도 있습니다.

치료

필자의 경험에서 아리셉트에는 오랜 기간 반응하지 않았으며, 페룰산 함유식품(강)에 뚜렷한 효과를 보인 경우가 있었습니다. 인사를 하기도 하고, 밝아져 남편이 감격했습니다. 이 증례(그림 88)는 페룰산 함유식품(약)으로 개선된 증례입니다.

참고문헌

- 池田研二. 非アルツハイマー型変性痴呆の最近の分類と知見. 老年精神医学雑誌. 2003; 14(3): 279-86.
- 羽渕知可子, 入谷修司, 関口裕孝, 他. 石灰沈着を伴うびまん性神経原線維変化病(DNTC)の言語症状の臨床的特徴. 第24回日本老年精神医学会, 2009; p.18-20.

5. 갑상샘기능저하

개요

갑상샘기능저하는 여성에게 압도적으로 많으며, 원인은 하시모토 갑상샘

염이 많아서입니다. 총콜레스테롤이 270이상인 여성, 원인불명의 CPK가 높은 환자는 반드시 조사를 할 필요가 있으며, 인지장애 외래에서는 초진 시 필수검사항목(빈도가 높기 때문입니다)입니다. 갑상샘은 부어있는 사람이 오히려 드뭅니다.

종류

- 원발성: 갑상샘 자체의 문제 때문에 분비가 제대로 되지 않는 경우를 원발성 갑상샘기능저하증이라고 부릅니다. 원발성이라는 의미는 〈그 자체〉라는 뜻을 가진 의학용어입니다.
- 2차성: 갑상샘 자극 호르몬(TSH)이 낮아 갑상샘 호르몬 분비가 되지 않는 경우를 이차성 갑상샘기능저하증이라 합니다.
- 3차성: 갑상샘자극호르몬방출호르몬(TRH)이 낮아 TSH, 갑상샘호르몬도 분비되지 않는 경우를 3차성 갑상샘호르몬저하증이라 합니다. 거의 대부분의 환자는 원발성입니다. 원인은 하시모토 갑상샘염(자가면역질환)이 많습니다.

치료

레보티록신 나트륨을 처방하며, 혈청 free T4가 정상영역이더라도 인지기능이 개선되지 않으면 갑상샘치료가 뒤늦었던가 아니면 ATD 등의 합병이라고 생각하여 갈란타민 등을 병용하여 주십시오. 과잉 티록신은 협심증을 유발합니다.

증례(그림 89)

원발성 갑상샘 기능저하로 레보티록신 나트륨을 처방하고 나서 11일 후에 부은 얼굴이 빠졌습니다(콧구멍이 보일 정도가 되었습니다). 단, 개정하세가와식 점수가 아직 21.5점 밖에 되지 않아서 알츠하이머형 인지장애 합병도 시야에 넣고 진료할 필요가 있었습니다.

그림 89

치료로 붓기는 잡혔고, 기억도 개선된 갑상샘 기능저하

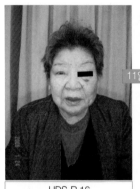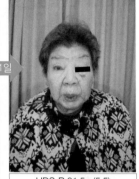

11일

HDS-R 16	HDS-R 21,5 +(5,5)
TSH 76,5↑↑ free T4 0,08↓↓	목소리가 커졌다.
총 콜레스테롤 317	권태감이 줄었다. 식욕개선

77세 여성 / 원발성 갑상샘 기능저하증 / 개정 하세가와식 점수 16점

6. 비타민 B₁₂ 결핍증

위 완전 적출 수술 후 거의 4년이 지난 다음 혈청 비타민 B_{12}가 부족해지거나 악성 빈혈로 B_{12}가 결핍되면 인지장애가 발생합니다. 악성빈혈 증상으로는 가슴 두근거림, 숨참, 몸 무거움, 어지러움 등이 일어나고, 신경과민이나 우울상태도 잘 발생합니다.

스크리닝 채혈에서 대구성빈혈이 발견된 환자라면 혈청 비타민B_{12}나 엽산을 조사할 의무가 있습니다. 헤모글로빈이 정상범위에 있더라도 대구성이라면 이를 의심하여 혈청 비타민B_{12}, 엽산을 다시 채혈하여 검사하여야 합니다.

비타민B_{12} 농도가 낮다는 것만으로 인지장애가 반드시 발생한다고는 할 수 없습니다. 오히려 알츠하이머형 인지장애 등과 같은 인지장애 책임 질환이 합병되어 있는 경우가 많습니다. 예를 들면 개정 하세가와식 점수의 지연재생이 2/6 이하이면 정기적인 메틸코발라민 주사 외에 추가적으로 중핵약도 투여하여야 합니다.

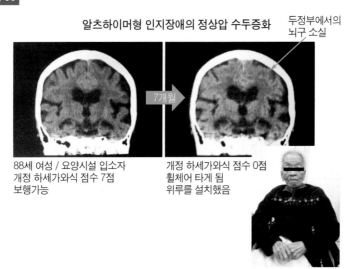

그림 90

알츠하이머형 인지장애의 정상압 수두증화

두정부에서의
뇌구 소실

7개월

88세 여성 / 요양시설 입소자
개정 하세가와식 점수 7점
보행가능

개정 하세가와식 점수 0점
휠체어 타게 됨
위루를 설치했음

7. 정상압수두증(NPH)

발을 끌며 걷는 보행은 파킨슨병, 척추관협착증(요통), 폐쇄성 동맥경화증 등에서도 일어나지만, 〈급격히〉 진행한다면 NPH를 강력하게 의심하여야 합니다.

전두엽 등의 부위에 뇌경색이 일어나 갑자기 요실금이 생겨 버리는 경우도 있지만, 그것은 뇌 시티를 촬영하면 바로 알 수 있습니다. 중요한 것은 뇌 시티를 촬영하려고 결심하는 것. 그렇게 하면 바로 NPH 소견을 알 수 있다는 것입니다.

NPH라고 하면 뇌실이 커지는 것으로 알려져 있지만, 원래부터 뇌실이 큰 사람, 변형성 인지장애이면서 뇌실 확대 타입 환자도 있으므로, NPH를 확정하는 소견(뇌구의 주름, 두정부의 뇌구 소실)을 판독할 수 있도록 해야 합니다.

그림 90 은 반년 만에 NPH가 합병된 알츠하이머형 인지장애 환자였습니다. 잠깐 하는 순간에 개정 하세가와식 점수가 7점에서 0점으로, 보행불능, 위루를 설치하게 되었는데, 이 모든 것이 NPH 탓이라는 사실이 밝혀졌습니

다. 뇌 시티(관상면)에서는 두정부의 뇌구소실만 주목하면 간단하게 알 수 있습니다. 측면이나 하부의 뇌구는 그다지 없어지지 않습니다.

대응

드물지만, 선천성 뇌실확대는 요추천자 검사가 금기이므로 너무나 큰 뇌실을 보이지만, 의외로 인지기능이 잘 유지되고 있는 ADL이나 인지기능 저하가 천천히 진행되는 경우는 정상압수두증이 아닌, 선천성을 의심하여 신경외과에 검토의견을 구하여 놓는 것이 좋습니다.

요추천자 검사는 신경외과에서 수술 적용 여부를 판단하기 위하여 시행하지만, 수술에 긍정적 시선을 보이지 않는 환자에게는 일반 의사가 외래에서 정기적으로 뇌척수액 30ml를 뽑는 방법도 있습니다(보행 확보를 위하여). 뇌척수액 배액 후에는 경험적으로 1시간 이상 누워있게 하면 일반적으로 걸어 귀가할 수 있습니다.

전굴 자세가 아주 심한 환자는 척추가 유합되어 요추천자 바늘이 들어가지 않는 경우도 있습니다. 요추의 측면 엑스레이를 통해 확인한 후 요추천자 검사를 시행하는 것이 더 좋은 경우도 있습니다.

8. 경막하혈종

뇌표혈관, 가교정맥에서 출혈이 발생하여 경막하강에 피떡을 형성하는 것으로 외상 후 3일 이내에 발생하면 급성, 4~20일에 발생하면 아급성 경막하혈종이라 합니다.

하지만, 엉덩방아, 재채기로도 외상의 시발이 되는 경우도 있으며, 인지장애 환자 자기도 모르는 사이에 양측 경막하수종이 저류되어 이것이 혈종으로 발전하는 경우가 많습니다. 인지장애에서 CSH를 가진 환자의 80퍼센트 이상은 다른 변성성 인지장애나 VD를 합병(선행)하고 있다고 생각합니다.

9. 크로이츠펠트 · 야콥병

분류

프리온병은 사람과 동물 모두 감염될 수 있는 인수공통 감염증의 하나로서, 전달성 해면상 뇌증이라고도 부릅니다. 인간에게는 고발성 크로이츠펠트 · 야콥병, 가족성 크로이츠펠트 · 야콥병, 의인성 프리온병 등이 있습니다.

발병

발병 시에는 뇌 위축이 나타나지 않는데도 불구하고 수개월 경과하면서 급속도로 진행하여 대뇌가 위축됩니다. 거의 모든 증례에서 대뇌백질도 심하게 위축되며, 소뇌도 위축성을 보입니다. 그러므로 임상적으로 소뇌실조를 나타내면서 넘어지기 쉬운 환자도 있습니다.

| 증례 |

그림 91 은 4일간 불면으로 큰 소리로 고함지른(섬망) 여성입니다. 지방 의원에서는 섬망이므로 루이소체형 인지장애를 의심하였습니다만, 복도를 씩씩하게 손을 흔들며 걸어, 파킨슨증후군은 없었습니다. 그러나 도중에 비틀거려 곧 소뇌실조형 CJD라는 사실을 알게 되었습니다. 뇌파로 진단을 확정하고 억간산을 처방하자 첫 1포로 평온하게 잠을 자게 되었습니다.

확정 진단

병리조직 검사에 따릅니다. 고전적 3징후인 해면상 변성, 신경세포 소실, 신경아교증(글리오시스, gliosis)을 보입니다. 뇌척수액 일반소견은 거의 정상입니다. NSE(Neuron specific enolase), S-100단백, 14-3-3단백이 증가하는 것으로 알려져 있지만, 비특이적입니다. 제가 이 분을 보고 곧장 CJD라고 진단한 것은 25년간 6명의 진찰 경험이 있었기 때문입니다. 전형적인 환자를 경험하지 않으면 알기가 매우 어렵습니다.

그림 91

크로이츠펠트 · 야콥병(CJD)

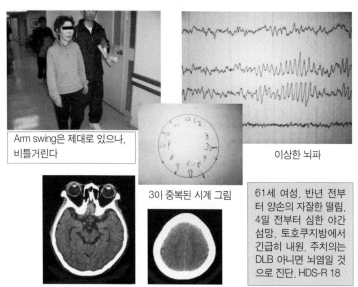

Arm swing은 제대로 있으나, 비틀거린다

3이 중복된 시계 그림

이상한 뇌파

61세 여성. 반년 전부터 양손의 자잘한 떨림. 4일 전부터 심한 야간 섬망. 토호쿠지방에서 긴급히 내원. 주치의는 DLB 아니면 뇌염일 것으로 진단. HDS-R 18

특별한 소견이 없는 시티

대응

CJD는 혈액, 뇌척수액, 타액 등의 체액을 통해 의료진에게 감염을 일으킬 수 있으므로 환자가 사용한 시트, 뇌파전극은 소각 파기하여야 합니다. 섬망, 불면에 억간산이 뛰어난 효능을 지닙니다. 시티콜린 주사 1000mg을 시도해 볼 가치는 있습니다. 일반적으로 아리셉트는 자극성이 강하므로 전간 유발성이라는 관점에서도 금기입니다. 안정을 찾지 못하는 불수의 운동에 대하여 항전간약이 주효할 가능성이 있습니다. 인지기능이나 보행은 리바스 티그민이나 페룰산 함유식품이 개선시킬 수 있습니다.

10. 뇌염 후 인지장애

개요

단순성 뇌염이 대부분이며, 일본신경감염증학회에서의 가이드라인에서는

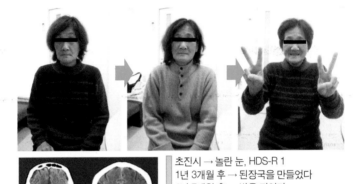

그림 92

헤르페스 뇌염 후 인지장애
Feru-guard 100M (1년 10개월)으로 완전부활

초진시 → 놀란 눈, HDS-R 1
1년 3개월 후 → 된장국을 만들었다
1년 7개월 후 → 밥을 지었다
1년 10개월 후 → 완벽하게 식사를 만들어
남편을 기다렸다

우측

클로르프로마진 12.5mg 메만틴 5mg Feru-guard 100M ×2

64세 여성 / 뇌염 후 인지장애 / 개정 하세가와식 점수 1

급성(때로는 아급성) 뇌염 시 증상(두통, 메스꺼림, 발열)을 기재해 두었습니다. 모든 연령대에서 나타나지만, 50~60세에 피크를 이룹니다.

뇌수막자극증상, 급성의식장애(경면, 환각·망상, 착란), 경련, 국소성 신경탈락증상(실어, 환청, 기억장애, 운동마비, 시야장애, 이상행동 등), 불수의 운동 등이 있습니다. 측두엽·전두엽(주로 측두엽 내측면, 전두엽 안와·도회피질·각회를 중심으로) 등에 병소를 나타냅니다.

| 증례 |

오른 측두엽에 뇌염 손상이 남아있었으며, 초진 시에 깜짝 놀란 눈동자에서 픽 느낌이 있었습니다. 집안일은 전혀 할 수 없었지만, 페룰산 함유식품(약)이 뛰어난 효과를 발휘하여, 시간이 지날수록 집안일을 할 수 있게 되었습니다(그림 92).

치료

나고야포레스트 클리닉 개원 3년간, 세명의 뇌염 후 인지장애 환자가 내원하였습니다. 한 사람은 자가면역성 변연계 뇌염(14세)이었습니다. 격렬한 떨림은 급성기 때 진료한 신경내과 전문의가 제어하였지만, 저는 야간의 역상과 학습곤란을 억간산과 페룰산 함유식품(약)으로 치료하였습니다. 세 사람 모두 페룰산 함유식품으로 매우 좋은 효과를 보았습니다. 뇌염 치료에는 반드시 이와 같은 건강식품 섭취 시도가 필요합니다.

11. 척수소뇌변성증에 합병된 인지장애

| 증례 |

23년간 척수소뇌변성증을 앓았으며, 최근에 합병된 인지장애 증상을 주치의가 이해하지 못하여 제 클리닉을 찾아왔습니다. 의미성 인지장애가 분명하게 합병증으로 나타났다는 사실에서 척수소뇌변성증과는 관련 없이 우연히 겹쳐지게 되었을 뿐임을 알 수 있었습니다. 이러한 증례도 있다는 것을 공부할 필요성이 있다고 느껴 증례를 보여드립니다(그림 93).

이 질환에는 보행 치료를 포기하지 않도록 리바스티그민 사용을 추천합니다. 리바스티그민은 루이소체형 인지장애 뿐만아니라 근긴장성 디스트로피의 보행기능도 개선시키므로 네 가지 중핵약 중 가운데 당연한 얘기지만, 제1선택약으로 사용할 수 있습니다.

12. 루이 · 픽 복합(Lewy-Pick complex, LPC)

개요

루이소체형 인지장애 경과 중에 픽증상이 더해진 환자, 혹은 의미성 인지장애 진행에 동반한 떨림이나 환시가 합병된 경우를 LPC로 다루도록 제안했습니다(그림 94) (2012년 9월 인지장애 블로그에서). 지금까지 두 권의 저서(고노, 고노)에서 설명하였습니다.

CBD와 PSP가 FTLD와 파킨슨병 유사질환과의 경계부분에 위치하고 있는

그림 93

척수소뇌변성증에 합병된 의미성 인지장애

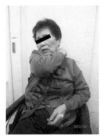

오른손으로 왼 어깨를 두
드릴 수는 있었지만, 속담
의 의미는 알지 못했다.

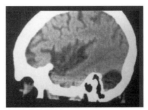

상징적인 영상
Knife edge atrophy와 소뇌측면의 소실

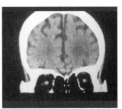

안와면 위축

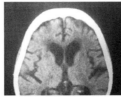

미키마우스 (±)

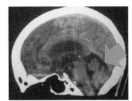

소뇌위축

83세 여성 / 의미성 인지장애 / 개정 하세가와식 점수 11점 / 척수소뇌변성증 (23년째)

그림 94

Lewy-Pick complex 분류상의 위치

두 질환의 합병   두 질환의 중간 병태

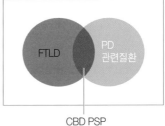

LPC

포함되지 않는 것
CBD PSP FTD-MND

단 LPC 증후군에는 이 세 질환과 근긴
장성 디스트로피 등도 혼재되어 있다.

CBD PSP

FTLD 전두측두엽 변성증   PD   파킨슨병
DLB 루이소체형 인지장애   CBD 대뇌기저핵변성증
LPC 루이-픽 복합   PSP 진행성핵상마비
FTD-MND ALS 인지장애

그림 95

Lewy-Pick complex 개요 초판

발표일 2012년 9월 17일

정의　병리학적으로 루이소체형 인지장애임이 강력히 의심되고, 임상적으로 전두측두엽 변성증(FTLD)도 있는 환자. 영상적으로는 전두측두엽 변성증 소견은 필수이다.

빈도　진단학적, 치료적 문제 증례 중 13%

평균적 이미지　73세 여성, 개정 하세가와식 점수 한자리 수 루이소체 점수 7, 픽 점수 7점

LPC란 2012년 9월 2일, 나고야시 개업의, 고노 카즈히코 의사가 인지장애 블로그에서 세간에 처음 발표한 질환개념. DLB와 FTLD 감별을 고려하는 것보다 합병으로 생각하는 편이 의료현장에서 의사의 스트레스를 완화시킬 수 있다는 생각에 발표를 강행했다.

것에 비하여 LPC는 FTLD와 DLB의 합병이라고 정의하고자 합니다. FTLD 중 의미성 인지장애는 임상진단명, 픽병은 육안해부학적인 진단명, DLB는 병리진단명입니다.

　최근들어 픽병의 형태학적 진단은 영상진단의 보급으로 해부없이도 판단이 가능하게 되었으며, 고전적인 픽병 시대부터 조직병리까지 픽소체를 발견할 필요는 없었습니다. 한편, DLB는 MIBG심근 섬광조영을 통해 90퍼센트에 근접한 진단이 가능해지고 있습니다. 따라서 LPC라는 질환 개념을 이용해 병리해부를 기다릴 필요 없이 임상적으로 편리하게 쓸 수 있는 가이드라인을 제창하더라도 무방하다는 판단에 이르게 되었습니다. 무엇보다도 이 개념은 임상 현장에서 의사나 간병 스태프, 가족들이 환자의 병을 이해하는데 실제로 도움이 될 것입니다.

환자 프로필

　그림 95 에 정리하였듯 여성에게 많으며, 개정 하세가와식 점수, 루이소체

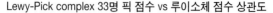

그림 96

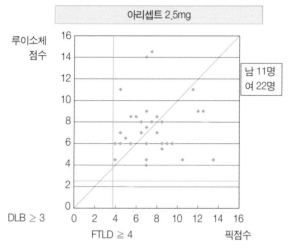

점수, 픽 점수 모두 평균 7점 정도입니다. 그림 96 에 두 점수의 관계 그림을 그려두었는데, 당연히 루이소체점수 3점 이상인 동시에 픽 점수 4점 이상으로 나타납니다. 그림 97 에 루이소체형 인지장애(전두엽 루이, 전두엽이 비교적 심하게 위축된 DLB), FTLD와의 감별을 정리하였습니다. 결국 증상을 중시하면 감별 시 혼란을 느낄 일은 없다고 생각합니다.

LPC화의 경과

DLB 때문에 간병 서비스를 제공하고 있던 요양기관 스태프가 환자에게 성적 일탈행위나 내 갈길만 가는 가는 행동이 출현였다며 모시고 내원했습니다. 이러한 경우 환자를 픽병의 오진이 아닌가 의심하여 새삼스럽게 대학병원에 정밀검사를 위해 입원시켜 섬망을 유발하는 바보스러운 일을 저지른다면 곤란합니다.

이러한 문제를 예방하기 위하여 LPC 개념을 제창하였던 것이며, 의료종사자들은 DLB와 FTLD 두 증상을 가진 환자가 있더라도 간병인에게 너무 신경

그림 97

전두엽 루이와 전두측두엽 변성증(FTLD)의 감별

		DLB	FTLD		LPC
전두엽위축		70% 30%는 비전두엽위축	100%		100%
안와면위축 Knife edge atrophy		-	+		+
전두엽증상		-	+		+
톱니바퀴현상, 환시, 약제과민성 등		+	-		+
제1선택약	중핵약	리바스티그민	SD 리바스티그민	Pick Feru-guard 100M	리바스티그민
	억제계	억간산	클로르프로마진		클로르프로마진

LPC, Lewy-Pick complex (고노, 2012)

쓰지 말라고 이해시켜 돌보게 하는 것이 중요합니다. DLB와 픽병의 합병이라는 믿음을 확실히 한다면 평소처럼 간병에 임할 수 있으리라 생각합니다.

처방

처방도 루이소체 세트(리바스티그민, 할로페리돌)에서 픽세트[클로르프로마진, 페룰산 함유식품(약)]로 바꾸면 확실하게 BPSD를 제어할 수 있게 됩니다. 또한 LPC 환자의 픽 증상은 시티콜린 주사로 경감되는 경우가 많다는 특징도 있습니다. 확실히 치료 측면에서도 DLB와 FTLD의 치료가 점점 혼합되어 가는 상황으로 나아갑니다.

LPC 형성의 이해

DLB와 FTLD가 합병된 환자는 의외로 많은데 이 이유를 지금 수준에서 살펴보는 것은 어려운 문제입니다. 그러나 뇌가 위축됨으로써 증상이 나타난다는 대원칙을 생각한다면 DLB 환자의 일부는 이미 전두측두엽이 꽤 위

그림 98

13분만에 LPC로 진단할 수 있었던 증례

문진, 진찰, 시티 설명, 처방설명을 모두 합쳐 13분

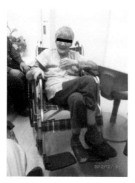

의사 앞에서 다리꼬기
(최근 들어 다리를 꼰다. 원래는
그런 행동을 하던 사람이 아니다.)

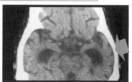

왼쪽 나팔꽃 꽃봉오리 모양,
양측해마위축 3.5+ (비특이적)

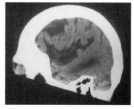

왼쪽 knife edge atrophy

88세 여성 / 개정 하세가와식 점수 3점, 픽 점수 11점, 루이소체 점수 9.5점

축되어 있으며, DLB 경과 중에도 결국에는 픽 증상이 발생한다는 것입니다.

그리고 FTLD 환자의 경과 중에 후두엽의 국소적 뇌혈류저하로 환시가 나타납니다. 톱니바퀴현상도 있으면 명확하게 도파민부족도 있음을 알게 될 것입니다. MIBG 심근 섬광조영이 진단기준에 들어오기 전임을 생각해본다면 이 시점에서 이 증상을 LPC라고 말하더라도 큰 오류는 없겠습니다(단, 병리조직학적으로 대뇌피질에 충분한 루이소체가 존재하여야 한다는 것은 본질적으로 필요함).

| 증례(그림 98) |

88세 여성. 평소에는 다리를 꼬는 사람은 아니었는데, 의사 앞에서 당당하게 계속 다리를 꼬고 앉아 있었습니다. 개정 하세가와식 점수는 3점으로 의미성 인지장애가 분명했습니다. 뇌 시티에서도 예상한 대로 왼 측두엽이 칼날 모양으로 위축되어 있었습니다.

게다가 픽 점수 11점, 루이소체 점수 9.5점으로 여지없이 LPC였습니다. 이 환자는 2012년 9월부터 계산했을 때, 45명째 LPC입니다만, 필자의 평균 초진 진찰시간 16분보다 더 짧은 13분만에 결론을 내렸습니다. LPC를 안다면 간단하게 알 수 있으며, 바로 왕도 처방을 환자 분에게 드릴 수 있습니다. 다시 말하여 픽병에 가까운 특징을 보인다면 픽세트[클로르프로마진 + 페룰산 함유식품(약)], DLB가 심하면 루이소체 세트(리바스티그민, 억간산)로 처방합니다.

참고문헌

- 河野和彦, 東田　勉. 完全図解　新しい認知症ケア医療編. 講談社, 2012.
- 河野和彦. ピック病の症状と治療　コウノメソッドで理解する前頭側頭葉変性症. フジメディカル出版, 2013.

J 실천적 진료의 결론

다른 의학서에서는 그다지 설명되어 있지 않은 중복된 병태나 흔하지 않은 인지장애에 대해서도 서술하였습니다. 이것을 1차 진료 의사에게 감히 소개하는 것은 인지장애가 아무리 어렵다고 하더라도 간단히 치료할 수 있는 방법이 있다고 말하고자 하는 것입니다.

최첨단을 달리는 서양의학을 가지고도 환자의 40퍼센트밖에 진단이 확정되지 않는 현실임을 기억하시고, 그림 99 와 같이 전통적 서양의학의 방식은 버리고 대증요법, 증상을 치료하는데 집중하여 주십시오. 픽병 증상 위주이면 설사 픽병이 아니라 하더라도 픽세트를 처방하면 높은 개선율로 곧 바로 좋아질 것입니다. LPC라는 새로운 질환이 있을지 없을지 모르지만, 픽 점수, 루이소체 점수가 높으면 있는 그대로 처방을 내면 그 자체만으로 이미 훌륭한 것입니다(그림 100). 이것이 Kono방법의 안심이론입니다.

그림 99

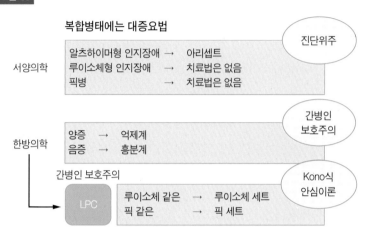

복합병태에는 대증요법

서양의학
알츠하이머형 인지장애 → 아리셉트
루이소체형 인지장애 → 치료법은 없음
픽병 → 치료법은 없음

진단위주

한방의학
양증 → 억제계
음증 → 흥분계

간병인 보호주의

간병인 보호주의

LPC
루이소체 같은 → 루이소체 세트
픽 같은 → 픽 세트

Kono식 안심이론

그림 100

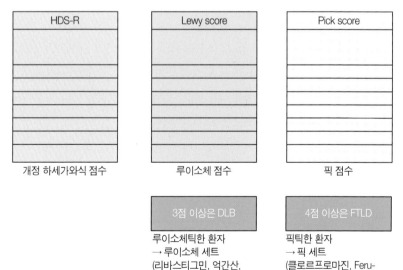

감별하느라 곤란해 할 필요 없음

HDS-R	Lewy score	Pick score

개정 하세가와식 점수 　　　 루이소체 점수 　　　 픽 점수

3점 이상은 DLB　　　 4점 이상은 FTLD

루이소체틱한 환자
→ 루이소체 세트
(리바스티그민, 억간산,
Feru-guard 100M)

픽틱한 환자
→ 픽 세트
(클로르프로마진, Feru-
guard 100M)

금기하여야 할 처방 체크

병형 감별이 되지 않는 채 초진 때 처방하여도 좋은 것은 억제계인 티아프리드, 흥분계인 니세르골린, 중핵약인 리바스티그민입니다. 이 세 약제라면 환자가 어떠한 병형이든 큰 부작용 없이 대부분 안정을 찾게 만들고, 활기를 띠게 할 가능성이 높습니다.

이 처방을 복용시키면서 14~28일 후, 가능하면 뇌 시티 검사를 시행하여 병형 감별을 시행하십시오. 다행히 첫 번째 처방이 들어맞으면 예상을 빗나간 병형이더라도 처방을 바꿀 필요는 없습니다. 예를 들면 픽병에 사용하는 억제계 제1선택은 클로르프로마진이지만, 티아프리드로도 아주 좋을 정도로 안정감을 되찾게 된다면 클로르프로마진으로 일부러 변경할 필요는 없습니다.

첫 번째 티아프리드 용량으로 조금 효과가 있다 하더라도 부족하다면 하루 복용량을 150mg까지 늘려 봅니다. 물론 부작용(지나친 진정)의 가능성을 설명해 두시고, 그렇게 된다면 가족들이 임의로 감량하도록 지도합니다. 티아프리드로 전혀 효과가 없다든가 기이한 반응(쓸데없이 흥분)이 일어나면 클로르프로마진으로 변경하여 주십시오. 이 때 필요한 것이 금기체크표입니다. 클로르프로마진은 5퍼센트에서 간 장애를 일으키므로 과거력 중 간 손상이 있으면 금기입니다. 이 경우에는 디아제팜을 사용하세요.

금기 체크표					
카테고리	약제명	분류	환자상태	○ ×	대책
중핵약	아리셉트	금기	심한 떨림		리바스티그민으로 대용
			심한 톱니바퀴현상		리바스티그민으로 대용
			픽병		클로르프로마진만 처방
		신중	망상, 환각		할로페리돌을 병용
			쉽게 분노		티아프리드를 병용
			설사		부틸스코폴라민을 병용
	리바스티그민	신중	건조한 피부		모메타손 로션 전처치
			가려움에 민감(픽병)		처방하고 28일 후 재진
			리바스티그민패취를 떼어버림 (픽병)		손이 닿지 않는 곳에 붙임
	갈란타민	금기	위전적출		리바스티그민으로 대용
		신중	쉽게 구토함		돔페리돈 병용
	메만틴	금기	장폐색 기왕력 있음		처방금지
		신중	지병으로 어지럼이 있음		어지럼 치료약을 병용 취침 전 투여 10mg까지
		신중	쉽게 넘어짐		취침 전 투여
억제계	클로르프로마진	금기	간장애 기왕력, 간장애		디아제팜으로 대용
	쿠에티아핀	금기	당뇨병, 내당능이상		클로르프로마진으로 대용
	할로페리돌	신중	파킨슨병 증상		클로르프로마진으로 대용
	리스페리돈	금기	파킨슨병 증상		디아제팜으로 대용
		금기	허약, 식욕부진		클로르프로마진으로 대용
	올란자핀	금기	당뇨병, 내당능이상		클로르프로마진으로 대용
파킨슨병 증상	페르골리드	금기	심장판막증		레보도파/카비도파로 대용
	아로티놀올	금기	혈압 110 이하		레보도파/카비도파로 대용
삼킴기능개선	이미다프릴	금기	혈압 110 이하		반하후박탕으로 대용

A 재진 세트

1. 부작용 체크

약의 신규처방, 용량변경, 종류변경, 추가, 중지 뒤에 재진한 환자, 가족에게 반드시 물어봐야 할 것은 '약이 맞아 들어갔습니까?'이며, '좋아졌습니까?'는 그 다음 질문입니다. 복용 중에 변화가 있었는데도 약 탓이라고 생각하지 않고 말을 하지 않는 경우도 있습니다. 부작용 체크표에 표시하여 두십시오.

예를 들어 메만틴 복용으로 심한 변비가 발생한 것을 모르는 사람들이 많습니다. '메만틴은 변비를 유발할 가능성이 있는 약인데 괜찮았습니까?'라는 묻는 방식을 취함으로써 눈치 채게 할 필요가 있습니다. 신규 투약한 약의 부작용은 모두 물어 확인하지 않으면 안 됩니다.

첫 투여 체크	재진 세트(부작용 체크표)					
카테고리	약제명	환자상태	o ×	생각해봐야 할 점	추천	중지할 수 없는 경우
중핵약	아리셉트	보행장애		루이소체형 인지장애	리바스티그민으로 변경	0.5mg-1mg으로 변경
		역상 (심한 양성증상)		픽병	처방중지	1mg으로 감량하고 클로르프로마진 병용
		망상, 환각		루이소체형 인지장애	처방중지	1mg으로 감량하고 할로페리돌 병용
		쉽게 분노		개인의 감수성	1.67mg으로 감량	1.67mg으로 감량하고 티아프리드 병용
		설사		기능성 설사	리바스티그민이나 메만탄으로 변경	2.5mg으로 감량하고 부틸스코폴라민 병용
	리바스티그민	피부병		접촉성 피부염	갈라타민으로 변경	반으로 감량. 시티콜린주사 1000mg
		패취를 떼어버림		픽병	처방중지	등에 붙임
		졸림		도파민 상대결핍	아리셉트로 변경	반으로 줄임. 시티콜린주사 1000mg
	갈란타민	구토		위연동항진	처방중지	4mg 내용액으로 수차례에 걸쳐 복용. 돔페리돈 병용
		졸림		도파민 상대결핍	아리셉트로 변경	반으로 감량. 시티콜린 주사 1000mg
	메만틴	심한 변비		대장연동감소	처방중지	
		심한 어지럼		내이기능저하		
		골절		내이기능저하		
		심한 졸림		도파민 상대결핍		
억제계	클로르프로마진	간장애, 황달		담즙울체나 간세포 장애	처방중지	
	쿠에티아핀	고혈당		대사이상	처방중지	
	할로페리돌	파킨슨병 증상		도파민 억제	처방중지	
	리스페리돈	파킨슨병 증상		도파민 억제	처방중지	
		허약, 식욕부진		뇌기능저하	처방중지	
	올란자핀	고혈당		대사이상	처방중지	
파킨슨병 증상	페르골리드	식욕저하, 부유감		약제과민	처방중지	
	아로티놀올	혈압 95이하, 식욕부진		혈압강하	레보도파/카비도파 병용	
삼킴기능 개선	이미다프릴	혈압 95이하, 심한 마른기침		혈압강하	반하후박탕이나 New Feru-guard LA로 대용	

2. 중핵약의 효과 판정

　개선된 경우에는 그 정도를 판정하여야 합니다. 경도개선, 중간정도 개선, 뚜렷한 효과 3단계입니다. 구체적으로 표현하면 '〈약간〉〈꽤〉〈굉장히〉 중 어디에 속합니까?'라고 물으면 됩니다. 경도개선인 경우는 다음 단계로 증량합니다. 물론 가족들에게 설명한 다음 처방해 주셔야 합니다. '이보다 훨씬 좋아질 가능성이 있어 한 단계 올려 보지만, 화만 잔뜩 낸다든지 하는 부작용이 나온다든지 하면 반으로 줄이더라도 무방합니다'라고 미리 말해 둡니다. 효과 판정표에 체크하여 주십시오.

효과판정표(중핵약, 억제계만)									
최근 1개월 사용약	1일 용량(mg)	가족의 평가							
		만족			불만족		부작용		
		약간	꽤	굉장히	불변	악화	약간	꽤	굉장히
리바스티그민	4,5 9 13,5 18								
아리셉트	0,5 1 1,5 1,67 2,5 3 5 8 10								
갈란타민	4 8 12 16 24								
메만틴 (병용 가능)	5 10 15 20								
티아프리드									
억간산									
클로르프로마진									
할로페리돌									
디아제핀									
쿠에티아핀									
리스페리돈									
페로스피론									
올란자핀									
클로티아제팜									
에티졸람									

중간정도 이상의 개선인 경우, 동시에 가벼운 부작용도 시작되었을 가능성도 있습니다. 예를 들면 리바스티그민을 4.5mg에서 9mg으로 올렸을 때 가족들은 꽤 보행과 얼굴 표정이 좋아졌다 하더라도 최근 약간 화를 잘 낸다든지라고 말하는 경우입니다. 저는 이 현상을 〈9mg 피크〉라고 부릅니다만, 13.5mg으로 절대로 올려서는 안 됩니다. 아리셉트를 다룰 때는 〈부작용 때문에 9mg으로 유지하여야 된다〉는 단서를 달아 놓습니다.

뚜렷한 효과가 나타난 경우에는 원칙적으로 그 용량에서 멈추고 그대로 유지하여야 합니다. 어렵게 개선되었더라도 다음 단계에서 약의 본색이 드러나 환자가 아주 심하게 화를 내게 되어 망쳐버릴 수도 있을 수 있으며, 저도 이런 사건 때문에 몇 번이나 실패한 적이 있습니다. 뒤에 인지장애에 사용하는 약제표를 정리하였습니다.

카테고리	계통/추천질환	약제명	추천용량 (mg)	아침	점심	저녁	15시	취침전	특이사항
				복용시각					
중핵 증상약	흥분계	아리셉트	세립 3 5 10						보행장애 식욕저하
	약흥분계	리바스티그민패취	4.5 9 13.5 18	24시간 부착					피부병
	약흥분계	갈란타민	4 8 12 내용액						심한 구토
	각성계	메만틴	5 10 20						졸림 인지기능악화
흥분계		니세르골린	5						쉽게 분노
		아만타딘	5						쉽게 분노, 환각
각성계		디하이드로에르고로이드	2						부유감, 식욕저하
억제계	AV	티아프리드	세립 25 50						과도한 진정
	D	억간산	2.5g						식욕저하 저칼륨
	D	억간산가진피반하	2.5g 3.75g						설사 저칼륨
	P	클로르프로마진	세립 12.5						황달
	P	디아제팜	세립 2						과도한 진정
	DV	할로페리돌	세립 2						흔들거림 보행장애
	AVP	쿠에티아핀	12.5 25						고혈당
	VP	리스페리돈	1내용액						정기처방금지
	P	올란자핀	5						정기처방금지
	불안	클로티아제팜	5						흔들거림 30일처방제한
	불안	에티졸람	0.5 1						졸림
원기계	우울상태	설트랄린	25						식욕저하
		파록세틴	10						비만
		듀록세틴	20						흔들거림
		로라제팜	1						졸림 30일처방제한
식욕계		설피리드	50						보행장애 비만
		폴라프레징크	75						(아연보충)
도파민 부활	흥분계	레보도파/카비도파	100						구역
		페르골리드	50μg						구역
		레보도파/벤세라지드	배합정						구역
		드록시도파	100						구역
	억제계	프라미펙솔	0.125 0.5						졸림
억제계	수면계	브로티졸람							30일제한
		니트라제팜	세립 5 10						아침 졸림
		라멜테온	8						
		릴마자폰	1, 2						
중핵식품	흥분계	New Feru-guard LA							과긴장
	약흥분계	New Feru-guard T							
	조정계	Feru-guard 100M							
혈행개선식품		붉은지렁이 건조식품(프로르베인)							1일 6캡슐
뇌경색예방	제1선택	실로스타졸	50						빈맥 두통
	제2선택	클로피도그렐	25						식욕저하

추천질환약호 A 알츠하이머형 V 뇌혈관성 D 루이소체형 P 픽병

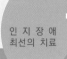

급속히 악화될 때의 대응 매뉴얼

인지장애 외래에는 대부분의 환자가 장기간 통원하며, 여름이나 겨울에 컨디션이 나빠지거나 새로운 합병증이 병발하기도 하고, 인지장애가 급격히 악화되기 시작하는 것도 피할 수 없습니다. 의사로서 내과학적인 어르신 진찰은 당연한 것이고, 도대체 무슨 일이 일어난건지 의료진이 패닉에 빠져들지 않도록 많은 진단 단서를 갖추도록 하셔야 합니다.

1. 인지장애 본체의 변용

급격하게 인지기능이 악화되기 시작하였다, 갑자기 양성증상(쉽게 분노, 간병저항)이 나타났다, 힘이 없어졌다, 소·대변실금이 생겼다 등의 상황일 때 무엇을 생각하면 좋을까를 설명하겠습니다.

2. 개정 하세가와식 점수의 악화

알츠하이머형 인지장애(ATD)의 연간 개정 하세가와식 점수 저하 속도는 2~3점입니다. 그런데, 이렇지 않고 연간 5~10점으로 대폭 저하되는 경우는 다음을 생각할 수 있습니다.
1) ATD가 아니고 처음부터 전두측두엽 변성증(FTLD) 또는 루이소체형 인지장애였다.
2) 혈관인자(뇌경색 등), 경막하혈종, 정상압수두증 등이 추가되었다.

3. 인지장애 때문에 스트레스를 이겨내지 못하는 것

건강한 사람이라면 극복하거나 승화시킬 수 있는 일도 인지장애 환자는 배겨내지 못합니다. 이 때문에 일시적으로 심인성 반응을 일으킬 뿐만 아니라 인지장애 그 자체도 악화될 가능성이 있습니다.

1) 이사, 친구와의 헤어짐

2) 배우자의 사망, 입원

3) 자식들의 빚, 이혼

4) 며느리에 대한 집착

5) 피해망상, 주위에는 어떤 변화도 없는데 인지장애 주변 증상으로 시기
   심이 불타오르기 시작하며 불안해 한다.

4. 어르신들에게 일어나기 쉬운 것들

인지장애뿐 아니라 노인의 내과학적 컨디션을 무너뜨리는 일들은 무엇일
까요?

1) 식욕저하, 더위 탐, 미각장애, 우울상태, 역류성 식도염, 인지장애의 체
   내 축적

2) 약물 복용 착각

3) 무증후성 심근경색, 흡입성 폐렴, 요로감염, 심인성 요통

5. 식욕저하에 대한 대응

식욕이 없는 인지장애 환자분들은 처방 이전에 식욕을 회복시키지 않으면
안 됩니다.

픽병 같은 질환은 대뇌기능의 저하로 과식 또는 거식이 잘 발생하는 아주
귀찮은 인지장애입니다. 중증 인지장애는 몸 컨디션을 설명할 수 없어 내과
합병증이 방치될 가능성이 많습니다. 이런 예 가운데 하나는 휠체어를 타는
노인이 대퇴골이 골절되었는데도 3~4일간 모르고 지나가는 일입니다.

Kono 방법에서 식욕부진에 높은 확률로 효과를 보이는 처방 세트는 식욕
세트(폴라프레징크 + 설피리드 단기간)입니다. 루이소체형 인지장애는 설피
리드(도파민 억제제)가 금기이지만, 1일 1정 30일간으로 한정하여 처방하면
피해는 그다지 없습니다.

픽병 등은 단 것이라면 뭐라도 먹는 경우가 많기 때문에 단 맛이 나는 영
양보조식을 먹게하면 80퍼센트는 성공합니다. 그렇게 하면 위가 움직이게
되어 식욕이 회복되는 경우도 있습니다.

졸림을 보이지 않더라도 DLB의 거식 근저에는 음식을 독으로 생각하는
망상이 있는데, 시티콜린 주사로 식사를 잘 할 수 있게 되었던 경험도 있습
니다.

용어집

본문 중에 등장하지 않은 용어까지 포괄하여 간단하게 해설하겠습니다.

영문

A

AD: 알츠하이머병(Alzheimer's disease)

ATD의 AD와 ATD와 동의어

ADL: activities of daily living

ALS−D: amyotrophic lateral sclerosis with dementia

ATD: 알츠하이머형 인지장애(Alzheimer type dementia)

현재 가장 많이 사용되는 알츠하이머형 인지장애의 통칭. DAT라고 부르는 경우도 있다.

Alois Alzheimer

픽소체를 처음으로 보고했다. 1906년 알츠하이머형 인지장애 첫 번째 증례를 보고.

Arnold Pick

독일인과 유태인 부모를 둔 신경정신의학교수. 1892년 픽병 첫 번째 증례를 보고.

α시누클레인

루이소체를 구성하는 단백.

B

BPSD: behavioral and psychological symptoms of dementia

Braack staging

ATD의 병리조직에서 신경원섬유변화의 분포를 스테이지 1에서 6까지 분류하여 진단을 정량화.

C

CBD: (대뇌) 피질기저핵변성증(corticobasal degeneration)

CBF: cerebral blood flow

CBS: corticobasal syndrome
CDT: clock drawing test
ChAT: choline acetyltransferase
ChEI: cholinesterase inhibitor
CJD: Creutzfeldt–Jakob disease
CSF: cerebrospinal fluid
CVD: cerebrovascular disease

D

DLB: dementia with Lewy bodies
DLDH: 구별되는 조직병리소견이 없는 인지장애
 (dementia lacking distinctive histology) (Knopman 1990)

F

FAD: familial Alzheimer's disease
FLD: frontal lobe degeneration
FTD: 전두측두엽 인지장애(frontotemporal dementia) (Nearly 1998)
 FTLD의 하위분류 3형 중 하나. 병변부위를 표현한 해부학적명명.

FTLD: 전두측두엽 변성증(frontotemporal lobar degeneration)
 전두측두형 인지장애(FTD)와 실어증후군(SD, PNFA)의 총칭

H

HDS–R: Hasegawa's dementia scale revised

K

Knife edge atrophy (nife blade)
 고전적 픽병의 특징. 측두엽에서의 고도의 육안적 위축. 대뇌피질 전층성 신경세포탈락과 백질변성.

L

LBD: Lewy body disease
LPC: Lewy–Pick complex (Kono 2012)

M

MCI: mild cognitive impairment
^{123}I–MIBG: metaiodobenzylguanidine
 MIBG는 노르에피네프린의 생리적 아날로그

MIBG 심근 섬광조영
> MIBG의 심근에서의 흡수가 좋지 않은 순으로 나열하면 DLB, PD, ATD이다.

MMSE: mini-mental state examination

MRI: magnetic resonance imaging

N

NFT: neurofibrillary tangle

NINCDS-ADRDA
> ATD의 진단기준 중에서 가장 신뢰받고 있는 기준(코사카)

NPH: normal pressure hydrocephalus

P

PA: progressive non-fluent aphasia
> 진행성 비유창성 실어(PNFA)를 예전에는 PA로 불렀다.

PD: Parkinson's disease

PDD: Parkinson's disease with dementia

PET: positron emission tomography

PIB-PET: Pittsburgh compound B amyloid imaging PET

Pick complex (PiC) (Kertesz 1994)

posterior cortical atrophy
> 두정 후두영역의 피질위축을 보이는 질환의 총칭. ATD나 Neumann의 subcortical gliosis도.

PNFA: 진행성 비유창성 실어(progressive nonfluent aphasia)
> FTLD의 하위분류 3형 중 하나. 임상분류이며 병리는 고려하지 않는다.

PSP: 진행성핵상마비(progressive supranuclear palsy)
> 수직성 안구운동장애. 후방으로 잘 넘어짐. 경부후굴.

PVL: periventricular lucency, periventricular low density

S

SD: 의미성 인지장애(semantic dementia)
> FTLD의 하위분류 3형 중 하나. 임상분류이며 병리는 고려하지 않는다.

SDAT: 알츠하이머형 노년치매(Senile dementia of Alzheimer type)

SPECT: single photon emission computed tomography

SSRI: 선택적 세로토닌 재흡수 억제제(selective serotonin reuptake inhibitor)
> FTLD의 강박 상동 과식에 대해 효과가 기대된다. 파록세틴은 무효하다는 보고가 많다.

Ⓥ

VD (VaD): vascular dementia 뇌혈관성 인지장애

국문(한국어)

알츠하이머형 인지장애 관련 용어

ㄱ

가족성 알츠하이머병
부모나 동포 중에 ATD 환자가 있는 경우. 일본에서는 유럽만큼 많지 않은 것으로 알려져 있다. 대부분 산발성.

경도인지기능장애(MCI, Reisberg 1982, Petersen 1992)
정상과 인지장애의 경계. 처음에는 ATD 만의 전구상태로 정의했으나, 최근에는 다른 병형도 포함.

경박함(우쭐거림)
알츠하이머형 노년치매의 코르사코프 치매형에 사용되던 말(무로후시)

꾸며댐(반응)
질문에 대답할 수 없을 때 변명을 하거나, 답을 할 수 없을 때 별 일 아니라는 식으로 행동한다.

ㄷ

단순형(노년치매)
문제행동이 없고 오로지 기억장애 만을 보이는 알츠하이머형 노년치매. MCI로 오진되기 쉽다.

ㅁ

마이네르트 기저핵(nucleus basalis of Meynert)
아세틸콜린의 기시핵으로 대형 신경세포가 모여있고, 여기에 아세틸콜린이 모여 들어온다.

ㅂ

보속
주의 전환을 할 수 없어 유지되는 동작, 언어, 사고, 새롭게 학습하는 것을 제한하게 되는 현상.

ㅇ

아리셉트
ACh 에스테라아제 억제제로 흥분성이 있고 도파민 억제작용도 있다. 소량투여는 할 수 없도록 규제됨.

아밀로이드 캐스캐이드 가설

Aβ 침착에서 시작하여 신경원섬유변화, 신경세포의 탈락으로 진행한다는 ATD 발병을 설명하는 가설.

아세틸콜린 에스테라아제 억제작용

ATD의 ACh 가설에 기초하여 개발된 중핵증상 개선약의 주작용. 픽병 환자를 쉽게 흥분시킬 수 있다.

아세틸콜린(Ach)

인지기능을 담당하는 신경전달물질. 과잉되면 쉽게 분노, 설사가 일어난다.

악성 건망(Kral 1962)

양성 건망(생리적)과 악성 건망(질환)으로 분류해왔는데, 그러던 중 MCI 개념이 보급됨.

알츠하이머 신경원섬유변화

노인반 다음으로 나타나는 ATD의 병리학적 마커. ATD 이외의 질환에서도 나타난다.

알츠하이머 점수(Kono 2011)

ATD 진단기준이 제외진단이기 때문에 적극적으로 환자의 특징을 잡아 점수화한 것.

알츠하이머병(AD)

유럽, 일본에서는 젊은 연령층에서 발생한 경우를 지칭하는 협의의 ATD 의미. 미국연구자들은 ATD
와 동의어로 사용하는 경향이 있다.

알츠하이머틱함(Kono)

ATD의 특징 모두(시티 소견, 개정 하세가와식 점수에서의 실점 패턴 등)를 함축적으로 이야기한다.

알츠하이머틱함(코사카 1997 등)

인격의 유명무실화. 꾸며냄을 연출하며, 생활의 파탄을 인정하지 않는 반응.

알츠하이머형 노년치매(SDAT)

65세 이상에서 발병한 ATD를 과거에는 이렇게 불렀다. 임상의들이 젊은 연령층의 양상과 다르다고
주장.

알츠하이머형 인지장애(ATD)

인지장애의 60%를 차지하고 가장 연구가 진행된 인지장애로 아세틸콜린 가설을 통해 치료되고 있다.

양성 건망

힌트를 주면 생각해낸다. 고유명사가 나오지 않을 때는 물건을 보면, 물건 이름을 기억해낸다.

인격의 유명무실화

ATD의 특징으로 생활을 꾸며대며, 상대방의 상황을 이해하지 못하고 헤아리지 않는 행동.

ㅈ

장소 맞춤(반응)

ATD 환자들이 잘하는 대인접촉기술로 '꾸며냄'과 동의어. 이것 때문에 언뜻보기엔 인지장애가 아닌
것으로 볼 수도 있다.

저녁증후군

여성에게 많고, 저녁이 되면 식사 준비하는 흉내를 내거나, '집에 갑니다'라고 하며 외출해버린다.

ㅊ

층상탈락

대뇌 연합야의 제3, 5층. 해마방회의 제 2, 3층 소실이 ATD에서 특징적으로 나타난다. 픽병은 전층 탈락.

친숙해지는 관계

ATD 환자들끼리 서로 대화가 통하지 않더라도 사이 좋게 담소를 나누게 되는 모습.

ㅋ

코르사코프 치매형(무로후시)

65세 이상에서 발병한 ATD를 알츠하이머형 노년치매라 부르며, 그 중에서도 작화가 많은 활발한 아형을 말한다.

ㅍ

피질성 인지장애

대뇌피질 병변에서 시작하여 이 부위의 장애가 심한 타입의 인지장애 총칭. 건망증으로 시작.

픽병 관련용어

ㄱ

가족성 픽병

일본에서 지금까지의 보고로는 가족성 픽병은 꽤 적은 것으로 알려져 있다.

갈란타민

스노드롭에서 분리한 것이다. AChE 억제작용과 ACh에 의한 nAChR의 활성화 증강작용을 가지고 있다.

감각실어

실어증 중 하나로 유창하게 말하지만 상대방의 말을 이해할 수 없다. Wernicke 실어가 대표적.

강박증상

그렇게 하지 않으면 참지 못하는 행위. 그렇게 해야만 하는 이유는 결여되어 있다.

강인한 태도

상대방에게 저지되더라도 그것을 뿌리치고 행동을 계속하는 거칠고 폭력적인 태도. 억지를 무릅쓰고 외출.

강제 웃음

자신의 의지에 반하여 웃는 얼굴을 하는 것으로 ALS에서 자주 사용되는 단어. 픽병에 적용하는 학자도 있다.

고전적 픽병

오오나리가 주창한 픽병. 육안적으로 도드라지는 엽성위축이 있는 증례. 픽병소체 유무는 관계없다.

구순경향(oral tendencies)

손에 닿는 물건을 무엇이든 입에 넣어버리려는 경향. 측두엽 증상.

궁륭면

전두전야외측면. 이 부위의 장애는 자발성 저하, 무관심을 일으키는 것으로 알려져 있다.

글루타민산

흥분성 신경전달물질. 전달과잉되면, 수용체에서 세포내로 이온이 과잉유입되어 신경세포 사멸.

기저핵

대뇌피질과 시상, 뇌간을 연결하는 신경핵의 모임. 양측 장애는 회로를 통해 전두엽증상을 일으킨다.

기호변화

픽병은 단 것, 간이 강한 요리를 좋아하게 되는 양상으로 기호가 변하는 경우가 많다.

깊이파인 타입

뇌 시티에서 대뇌외측도를 관찰할 때, 뇌구가 열려있지 않아 뇌표면 전체가 두개골에서 내측으로 떨어져 있는 양상.

나팔꽃 봉오리 모양(Kono, 2013)

측두엽 knife edge atrophy가 진행하면 시티 수평단면상 뇌구가 나팔꽃 봉오리 모양으로 움푹 패인 형태로 나타난다.

내 길을 간다는 식의 행동

픽병 환자가 다른 사람들의 눈치를 보지 않고 하는 제멋대로의 행동. 꾸며대는 ATD와는 반대되는 증상.

노년기 인지장애

65세 이상에서 발생하는 인지장애의 총칭. FTLD의 20~40%는 노년기 발생.

노력성 발어

PNFA에서 비유창성으로 술술 발어하지 못하는 모습.

뇌회왜소화(Kono)

뇌 시티에서 대뇌표면의 위축도를 관찰할 때에 뇌회가 작아진 모양으로 변성질환을 추정하는 소견.

누~하고 들어옴(Kono)

팔을 흔들지 않고 무표정, 무언으로 소리 없이 진찰실에 들어오는 픽병 특유의 프레콕스감(praecox feeling).

다행적

본래는 정신앙양 상태. 픽병에서는 낙관적이며 무반성, 근거 없는 행복한 표정을 짓는 것을 표현하는 뉘앙스로 사용한다.

당돌하게 달려나감

충동적으로 달려나가 넘어지는 것을 반복하는 듯한 이상행동. SD에서의 보고가 있다(오다 타츠로)

대뇌피질기저핵 변성증(CBD) (Gibb 1989)

비대칭성 운동장애로 발생하여 가벼운 인지장애, 외계인 손 증후군, 파킨슨 증상이 있다.

도둑질(도벽)

픽병의 반사회적 행동 중 하나. 본인은 의식이 없다. 도식. 무임승차. 무전취식.

도파민 억제제(Kono)

설피리드, 리스페리돈, 할로페리돌 등 기존에 알려진 약제에 아리셉트도 포함된 폭넓은 개념.

도파민(DOA)

Ad, NA의 전구체로 PD에서는 흑질선조체의 DOA 신경이 감소하여 근강직, 떨림, 무동 등이 일어난다.

두정엽

진행성 비유창성 실어의 경우, 전두측두엽만이 아니라 두정엽 전방부도 침습된다.

두정엽위축회피(Kono)

뇌 시티 수평단면에서 FTLD 초기에 전두엽에서만 뇌구가 관찰되고 두정엽에서는 전혀 보이지 않는 양상

따라말하기 장애

의미성 인지장애의 특징. 의사의 말을 똑같이 따라하는 것을 할 수 없다.

떠나버리는 행동

그때까지 아무렇지 않게 대화를 하던 환자가 느닷없이 자리에서 일어나 나가버리는 등, 상대를 배려하지 않는 행동.

루이 픽 복합, LPC (Kono, 2012)

병리학적인 루이소체형 인지장애가 강하게 의심되며, 임상적 영상적으로 전두측두엽 변성증(FTLD)도 병존하는 것으로 생각할 수 밖에 없는 환자군. 처음 기재된 출판물은 코노 가즈히코, 히가시다 츠토무. 완전도해 새로운 인지장애 케어 의료편. 코단샤; 2012.

루이소체 점수(Kono, 2011)

환자 문진, 진찰, 뇌 시티 소견을 통해 얻을 수 있는 루이소체형 인지장애의 증상 점수. 3점 이상이면 DLB.

루이소체

뇌간부나 대뇌피질에 나타나, 파킨슨병이나 DLB의 병리마커가 되는 봉입체.

루이소체병(코사카, 1980)

중추신경계, 교감신경계에 루이소체를 다수 가지고 있는 환자의 총칭. 곧 PD + PDD + DLB.

루이소체형 인지장애(제1회 국제 워크샵, 1995)

1996년 Neurology에 처음 진단기준이 발표되었다. 진행성 인지장애, 인지기능의 변동, 환시.

ㅁ

많이 먹음, 대식(hyperphagia)

상동행동이 상동적 식습관으로 연결되어 과식하게 된다. 흡연량의 증가, 연속음주도 같은 것.

맨체스터그룹(영국)

Lund 대학 그룹(스웨덴)과 공동으로 1996년 FTLD 개념을 발표한 연구자 집단.

메만틴

N−methyl−D−aspartate (NMDA) 수용체 길항제로 중등도에서 고도 ATD의 표준치료제.

모방동작

별 관심없는 동작을 흉내낸다. 비영향성의 항진

미만성 루이소체병

루이소체병의 4가지 형태 중 하나인 미만형의 별명. 한 동안 일본에서는 DLB의 별명으로 사용되었다.

미츠야마병

FTD 중에서 MND 타입. FTD의 10%를 차지한다. 근위축성측삭경화증의 신경병리소견.

미키마우스(Kono)

픽병 뇌의 수평단면에서 양측 측뇌실 전각이 미키마우스 얼굴의 실루엣과 비슷해지는 모양.

ㅂ

반복언어(palialia)

같은 단어를 몇 번씩이나 반복하는 것. "걷자, 걷자, 걷자""엉덩이, 엉덩이, 아파. 아파."

반사회적행위

픽병에서 악의없이 나타나는 범죄, 거기에 준하는 행위. 양성증상이며 억제계의 표적증상.

반향언어(echolalia)

대화를 걸면 앵무새처럼 따라하는 것. PSP에서의 보고도 있다.

변연계 신경원섬유변화 인지장애(LNTD) (코사카)

주로 후기고령자에게 발병하며, 아밀로이드 침착 없이 신경원섬유변화가 대뇌피질이 아닌 변연계에 국한됨.

병식

자신이 병에 걸렸다는 자각. SD에서는 병식이 유지되며, "잘 이야기하지 못한다"고 호소한다.

브로콜리

Knife edge atrophy를 관상단면에서 관찰하면 뇌구가 넓어져 있어 브로콜리 같이 보이는 양상.

비영향성 항진

모방동작. 눈앞에 있는 것을 바로 손에 잡는다. 포스터 등에 쓰여진 문장을 큰 소리로 읽는 등. 일종의 고집경향.

빅 마우스(Kono)

CBD 뇌의 관상단면에서 측뇌실 전각이 미상핵 두부의 위축에 의해 팽팽하게 팽창된 양상. 쥐의 큰 귀.

사고무정(Braunmuhl and Leonhard, 1934)

고전적 픽병의 진단근거인 픽병 증상 중 하나. 질문에 대해 "몰라"라고 즉답하는 듯한 태도.

삼킴 망각(Kono)

픽병의 진행기로 입에 머금은 채로 삼키지 않고, 다음 식사 때까지 물고 있는 경우가 있다.

상동반복행동

하루 종일 손으로 무릎이나 머리를 계속 비비거나 손을 계속 두드리는 것. 운동상동이 진행되어 나타나는 행위.

상동적 식행동

정해둔 소수의 식품이나 요리를 고집하여 선별하는 상동성과 계속 먹는 운동상동(대식)이 있다.

상동증

픽병에서 나타나는 특유의 반복하는 행동, 상동주유, 식사행동, 같은 요리. 중핵적 증상.

상동행동(stereotypy)

단락적, 고정적, 획일적 사고에 기초하여 어느 정도 정해진 행동이 반복되는 것.

상동형(sterotyptic form)

FTD (≒픽병)의 임상하위분류 중 하나.

세로토닌

노르아드레날린이나 도파민의 폭주를 억제하고 마음의 밸런스를 조정하는 작용이 있는 신경전달물질.

쉐도잉(shadowing)

배우자 같은 사람들의 뒤를 그림자처럼 따라다니는 행동

스위치가 켜지듯이 버럭한다, 아무일 없던 것처럼 태도가 돌변

자신의 뜻에 맞지 않을 때 충동적으로 화내고, 크게 울거나, 그 후에는 언제 그랬냐는 듯이 아무일도 없는 듯한 태도를 취하는 픽병의 정서불안정.

식행동이상

픽병에서는 식욕(대식), 기호변화, 식습관(편식) 3항목이 90% 이상의 증례에서 나타난다.

실비우스열(외측구)

전두엽과 두정엽, 측두엽을 상하로 나누어준다. SD에서 좌반구우위로 변성이 시작되는 장소.

실어증

대뇌의 후천국소성 병변의 결과로 발생하는 병소 증상. 언어를 사용할 능력이 저하된다.

실어증상

실어증 이외의 진행성 실어(SD와 PNFA)에서 언어증상의 의미.

실어증후군

FTLD에서 SD와 PNFA의 총칭. 병리조직을 따지지 않는 병리개념.

아이처럼 행동하는 증상

FTLD 특히 FTD에서 아이처럼 이야기하고, 아이 같은 동작을 보임. 아이로 돌아간다는 의미.

아희적

조현병의 아희적 상쾌(경솔하며 방약무인)와는 다른 픽병의 단순한 아이 같아지는 모습.

악순환반복 타입(Kono)

뇌 시티에서 대뇌표면의 위축도를 관찰할 때, 뇌구가 한쪽으로 쏠려 열리는 NPH의 소견.

양성증상

원래 조현병의 환각이나 망상에 사용되는 단어. 인지장애의 경우. 쉽게 분노, 배회 등 에너지 과잉 상태.

양증

양성증상 위주의 인지장애 환자 특성을 동양의학 용어를 이용하여 해석한 것(Kono)

어간대

단어 끝 음절을 반복하는 것. 첫 음절을 반복하는 것은 말 더듬. 특히 ATD 3기에.

어성착어

은행을 '학교', 타다를 '사다', 가다를 '돌아가다'등으로 단어전체를 착각하는 것.

억간산

세로토닌 신경계에 대한 관여가 추정되어 FTLD 전두엽증상에 잘 듣는다는 보고가 많다. 저칼륨혈증에 유의.

언어장애형 Language presentation (McKhann 2001)

FTLD를 2아계로 나누었을 때(이분법분류) 한 쪽에 해당하는 기준. 실어증후군과 동의.

오오나리 키요시

만슈의대교수. 1926년 독일유학 중에 픽병(고전적 병리학적 개념)을 독립질환으로 보고.

외계인 손 증후군(alien hand)

대뇌피질기저핵 변성증의 증상으로 자신의 의사와는 관계없이 손발이 움직이는 증상.

용량감각(Kono)

환자의 병형. 양성증상의 강도가 이 정도이기 때문에 이 정도의 억제계 용량이라고 파악하게 되는 처방량에 대한 감.

우측두엽위축

의미성 인지장애에서 우측 우위의 위축증례가 신호 이해에 관한 의미기억장애에 의해 신호를 쉽게 무시한다.

운동상동

손으로 자신의 무릎이나 머리를 계속 비비는 것 같은 행동. 양성증상의 일종.

운동신경원질환을 동반한 전두측두형 인지장애(FTD–MND, FTD with motor neuron disease)

운동신경원형(MND type)

FTD의 3아계 중 하나.

운동실어

실어증의 일종으로 유창하게 말 할 수 없다. Broca 실어가 대표적.

원시반사

척수 뇌간에 중추를 가지며, 뇌성숙과 함께 소실되어 소실되어야 할 시기에 존재하면 뇌장애에 해당한다.

유병률

픽병의 유병률은 낮게 추정되어 있다. 진단기준이 없고 역학조사가 적기 때문.

유아사 미츠야마병(1979)

현재는 FTD-MND type으로 불린다. 인격변화, 기억장애, 강박적 반복 행위를 동반한 ALS.

은친화과립성 인지장애(argyrophilic grain dementia, AGD) (Braak and Braak 1987)

임상적으로는 대부분 ATD로 오진된다. 인지장애 부검 증례의 5~9%. 완고하게 쉽게 분노하는 인격변화.

은친화성 신경세포내 봉입체

픽구. 1911년 알츠하이머가 처음으로 보고. 고전적 픽병의 진단에는 필수적이지 않다.

음성증상

원래는 조현병 용어. 인지장애에서는 우울상태, 무언, 무기력 등의 기력이 없는 주변증상.

음증

기력이 없는 인지장애 환자의 특징을 동양의학의 개념을 이용하여 부르는 용어(Kono)

의미성 인지장애(SD) (Snowden, 1989)

언어나 물품 의미기억의 선택적 장애를 주로 하는 유창성 실어. FTLD 실어증후군의 한 형태.

의미성 인지장애(SD)

쉽게 픽화 되는 실어증후군. 유창하게 따라말하기는 가능. 병리는 FTLD-TDP인 경우가 많은 것으로 알려져 있다.

인물오인

단순성 인물오인, Capgras 증상, 중복기억착어가 있으며, ATD보다 DLB에서 압도적으로 많이 일어난다.

인지장애 증후군

FTLD 중 FTD를 지칭.

ㅈ

자살기도

픽병은 우울상태가 발생하지는 않지만, 충동적으로 자살기도에 이르는 경우가 있다.

자율신경증상

2가지 자율신경(교감신경과 부교감신경)의 밸런스가 무너진 경우의 증상. PD나 DLB에서 눈에 띈다.

장난치기

장소에 맞지 않는 장난을 치는 병적 태도.

전두엽 스트레스 유발인자(Kono)

아리셉트. 픽병에 5mg 이상을 투여하면 언어나 운동 상동이 명확하게 악화된다.

전두엽변성증형(FLD type, frontal lobe degeneration type)

FTD의 3아형 중 한 형태. 농후한 유전성이 있으며, 변성 위축이 경도에 머무른다.

전두엽안와면

양 안와 바로 위에 위치하는 전두엽 영역. 이 부위의 장애는 상동행동, 탈억제를 일으킨다.

전두엽증상

무기력, 쉽게 자극성, 공격성 등의 인격변화와 추상사고, 문제해결능력 장애 등.

전두측두엽 변성증(FTLD) (Snowden, 1996)

ATD, DLB에 이어 세 번째로 많은 변성성 인지장애. 진단기준, 임상, 병리병형분류가 어려워 혼란.

전두측두형 인지장애(FTD) (Lund and Manchester group, 1994)

진행성 인격과 행동 장애를 보이며, 전두측두엽에 병변의 주책임이 있는 변성성 인지장애. 임상증후군.

젊은층 인지장애

18세 이상 65세 미만에 발생하는 인지장애의 총칭.

젊은층에서 발생하는 픽병

가족성 발생이 많다. 진행이 급속하고 기저핵병변을 합병하는 것으로 알려져 있다(Hori, 1983)

조작거리는 걸음

FTDP-17, CBD, PSP 등의 FTLD에서 조작거리는 보행이 되는 경우가 있다. 아이들 걸음(Kono)

좌우차(대뇌위축의 좌우차)

SD, PNFA는 좌측우위의 위축증례가 많다. CBD는 전두 두정엽에 좌우 비대칭 위축을 보인다.

주회(타나베)

같은 길만 걷게 되는 픽병의 주유(상동행동)를 ATD의 배회와 구별했다. 길을 잃지는 않는다.

진행성 유창성 실어(PNFA) (Snowden, 1989)

노력성 발어, 실문법, 음성적 착어를 보이며 따라말하기 곤란. 잘 픽화되지 않는다. 타우병리가 많다.

진행성핵상마비(PSP, progressive supranuclear palsy) (Steele 1964)

수직성 안구운동마비와 피질하인지장애. 경부후굴을 특징으로 한다.

ㅊ

체속언어

무엇을 묻더라도 "아버지가 왔다"등으로 물음과 관계없는 정해진 답을 하는 현상.

초로기 인지장애

45세 이상 65세 미만에서 발생하는 인지장애의 총칭. FTLD는 주로 초로기에 발생한다.

추체로징후

픽병 제3기. 심부건반사 항진, 병적반사 항진, 경성마비(근긴장항진), 손 손가락 발가락의 간헐성 경련

추체외로징후

운동신경원의 원심성 경로에서 추체로 이외의 경로 장애인 것. 대부분은 불수의운동을 보인다.

측두극

측두엽에서 제일 전방에 위치한 부위. 우위반구의 측두극이 SD의 책임병소 중심이다.

타우병리

인산화 타우의 이상축적을 일으키는 신경변성질환의 총칭.

탈락증상

실어 등의 음성증상의 별명.

탈억제

억제(이성)이 작용하지 않는 상태, 증상. 협조성이 없이 자기 멋대로 행동한다.

탈억제형(disinhibited form)

FTD (늑픽병)의 임상하위분류 중 하나. 반사회적 행동.

태업

픽병인 사람이 집에 쳐박혀서 아무것도 하지 않는 모습. 일, 가사를 하지 않기 때문에 가족을 곤란하게 하는 행위.

파킨슨병 증상

추체외로 증상으로 파킨슨병과 비슷하다는 의미.

파킨슨병

인지장애가 발생하지 않은 신경변성질환. 특정질환. 도파민 부활제를 통해 보행, 운동이 개선된다.

피질하인지장애

질문에 대해 길게 생각하는 특징을 가진 인지장애의 총칭으로 주병변이 피질은 아니다.

픽 믹스(Kono)

픽병과 뇌혈관성 인지장애가 합병된 경우. 혼합형 인지장애에 넣지 않고 개별적으로 부르는 것이 좋다.

픽 점수(Kono)

이 점수를 환자에게 체크하면 4점 이상일 경우, FTLD일 가능성이 약 90%. 16점 만점.

픽감(타나베)

베테랑 의사가 픽병 환자를 처음 보고 직감적으로 알 수 있는 병적 분위기, 표정, 얼굴, 용태.

픽구

픽병 이외에는 나타나지 않는 특이성 높은 병리소견. 인산화 타우단백의 축적. 주로 3리피트.

픽병(오오제이, Picksche Krankheit)

대부분은 고전적 픽병을 가르킨다. 픽구의 유무에 상관없이 전두측두부의 국소위축과 픽증상.

픽소체병(PBD, Pick body disease)

픽구를 뇌조직에 가지고 있는 환자의 총칭. 반드시 픽증상을 보일 필요는 없다.

픽증상

사고무정, 체속언어 등 고전적 픽병에 특징적인 증상

픽형 위축(Gans)

픽병이 명명되기 이전에 아놀드 픽이 발표한 일련의 증례에서 나타난 특이한 뇌위축.

픽형

FTD의 3아형 중 하나. 가장 빈도가 높다. 픽구의 유무는 관계 없다.

해방증상

픽병이 보이는 탈억제 같은 양성증상의 별명.

행동장애형 Behavioral presentation (McKhann 2001)

FTLD를 2아계로 나누었을 때(이분법분류) 한 쪽에 해당하는 기준. 인지장애증후군과 동의.

헛웃음

일반적으로 우스꽝스럽지 않은 것에 무리하게 웃는 것. 작위적 웃음. 픽병에서는 웃음 역치 저하에 의해 일어난다.

환어곤란(명사성 실어)

말하고 싶은 것이 머릿 속에 떠오르긴 하는데, 말이 나오지 않는 것. 측두엽증상.

후방전도

진행성핵상마비에서 전도를 반복하는데 그 중에서도 후방으로 넘어지는 경우가 많다.

후방형

국소뇌혈류가 두정엽이나 후두엽에서 유의하게 저하된 인지장애의 총칭. ATD나 DLB.

히죽히죽 웃음

의미불명의 불쾌한 웃음. CBD (오다 타츠로 그룹, 1995 보고례)

본 저서는 제가 쓴 23번째 책입니다. 이들 대부분은 출판사에서 의뢰받은 것이 아니고 저 스스로가 쓰고자 한다고 부탁한 것입니다. 그만큼 저는 누구도 찾아주지 않는 무명의 학자라고 할 수 있습니다.

우선 저는 카이난 병원에 부임하고 나서 1년 반 후인 1996년과 1999년 두 번에 걸쳐 주니치신문에 인지장애 또는 노년의학에 대한 연재기사를 쓰고 싶다는 의향을 전했습니다. 담당기자인 생활부의 안도 씨도 처음에는 어이 없어 하셨습니다. 이 세상 어디에 기사를 쓰려고 스스로 말하고 다니는 의사가 있을까요. 인지장애는 주 1회로 17회, 노년의학은 주 1회로 33회의 연재가 진행되었습니다. 이정도 분량으로 연재하였는데 많은 환자에 대한 경험이 없고는 불가능한 일이었습니다. 계속 쓸 수 있었던 것은 임상의의 환자수를 반영한 것이라고 믿습니다.

이 기사를 읽은 어려운 환자들 중 시가 현에서 카이난 병원까지 와주신 분이 계시는데, 그때 저는 약간 흥분했었다는 것이 솔직한 느낌입니다. 이 환자는 아주 이상한 파킨슨병 증상을 나타내고 있어, 쥰텐도 대학 신경내과 미즈노 요시쿠니 교수에게 소개했습니다. 일본 최고의 교수 밖에 이 병에 대해선 모른다는 것이 제 판단이었습니다. 그분은 대학병원에서 정밀검사를 위하여 입원하였습니다. 역시 간단한 질병은 아니었던 것 같습니다.

시가 현은 주니치신문이 배달되는 최서단에 있습니다. 만약 책을 내는 것이 가능하다면 일본 전역의 환자를 볼 수 있을지 모른다는 개인적인 욕망이 생겼습니다. 예전에 교수의 가르침을 토대로 하여 분담 집필한 적이 있는 주오호키(기후현) 출판사에 책을 내고 싶다는 뜻을 전했습니다. 1997년에 나온 이 단행본은 제 단독 저서로 첫 번째였으며, 염치없게도 요쿠후카이 병원의 오토모 에이이치 선생에게 추천을 부탁하였습니다. 아시다시피 오토모 에이치 선생은 인지장애에 대한 일본 최고의 대가입니다.

오토모 에이이치 선생은 인지장애 신약 임상 시험에서 자주 총괄을 담당하였으며, 도쿄 설명회에서 자주, 그 날카로우면서 똑 부러지게 진행하는 좌장의 모습에 반했습니다. 그분은 저서도 100권 가까이 낼 정도로 대중적인 모습을 보여주었는데, 어떻게 이만큼 책을 쓸 수 있을까 하고 신기하다고 생각하면서 제가 집필에 대해서도 목표로 삼게 되었습니다. 저는 생애에 걸쳐 20권 정도 썼으면 하고 바랐습니다.

맨 처음 손에 든 제 책을 끌어안고 감동에 젖었던 기억이 납니다. 홋카이도 아사히가와시에서 환자가 왔을 때, 카이난 병원의 접수에서 대소동이 일어났습니다. 본 병원은 어쨌든 지역의 응급병원입니다. 홋카이도에서 환자가 올 리 만무한 병원이기 때문입니다. 저는 우쭐거리기 보다는 무거운 책임감과 영예를 느꼈습니다. 쿄와병원 시절에도 오비히로, 오키나와에서 환자가 내원하였으며, 지금도 매일 도쿄, 오사카에서 초진 환자가 오고 계십니다.

그 후 출판사에 부탁에 부탁을 계속하는 상황이었는데 드디어 후지메디컬 출판사에서 인지장애 의학서 3부작 의뢰가 들어왔습니다. 첫 번째가 2005년이었습니다. 이 3부작은 획기적이었던 것 같습니다. 인지장애에 대해 고민하고 있던 많은 임상의가 손에 쥐고 '처음으로 인지장애에 대해 잘 알게 되었다'라는 평판을 얻었습니다. 제2권에서는 아리셉트의 저용량에 대하여 자세히 설명하여 〈아리셉트를 줄이려는 발상이 지금까지 없었다〉고 눈에 띄는 평가를 받은 획기적인 한 권의 책이 되었습니다.

그 후, 3부작 중 1권의 개정판을 낸 다음, 2권의 개정은 동결하기로 마음을 먹었습니다. 이제 위험한 아리셉트의 시대는 종언을 고했다고 생각했기 때문입니다. 이보다도 더 전문의에 의한 위험처방전으로 참담하게 되는 상황에 놓이게 되는 루이소체형 인지장애를 어떻게 하면 좋을까 하고 고민하던 차에 치료서적을 쓰고자 하는 뜻을 출판사에 건네게 되었습니다. 이쯤 이미 Kono 방법으로 루이소체형 인지장애에 대한 치료방침은 완성시켜 놓았습니다. 이 루이소체치료전문서도 〈매우 실천적〉이라는 호평을 받아, 벌써 2쇄에 돌입하였습니다.

2011년이 저물어 갈 때, 니혼이지신포샤로부터 메일이 왔는데, 인지장애 블로그를 늘 보고 있는데, 이를 꼭 의학서로 써주셨으면 한다는 의뢰서였습니다. 이것은 저에게 영광이라 생각하여 쾌히 승낙하고 꽤 힘들여 모처럼 인지장애 총설 책을 쓰게 된 것입니다. 새롭게 만든 그림도 많고, 인지장애를 전혀 모르는 의사들도 처방할 수 있도록, 그리고 동시에 전문가들도 감탄할 정도의 내용을 담고 싶다고 생각했습니다.

연이어 곧장 코단샤에서도 얘기가 나왔으며, 요양기관에 비치될 대백과 종류의 책을 부탁받았습니다. 17만부의 출판이 예상된 시리즈였기 때문에 Kono 방법의 보급에 도움이 될 것으로 여겨 크게 기뻐하였던 것으로 기억합니다. 이 두 책이 2012년 10월, 11월에 나오자마자 이어서 출판되는 바람에 저는 크게 한 숨을 돌리고, 이제는 독자들의 반향을 기다리기만 하면 되었습니다. 2013년에는 책을 쓰지 않고 강연을 하려고 계획하였습니다.

마침 그 때, 주가이이가쿠샤로부터 메일이 왔는데, 의학시리즈 중 인지장애를 담당해주었으면 한다는 내용이었습니다. 출판사에서 저에게 먼저 말을 건 것은 무명이지만, 인지장애 블로그에서 그 정보를 발신하고 있기 때문이라 생각했습니다. 이 블로그를 운영하기 위해 1년에 1000매의 슬라이드를 만들고 있습니다. 현재 1일 방문자수가 1000명입니다. 이 축적이 있어서 1주일 만에 집필을 완성하였습니다. 아주 유효했던 증례를 보여 달라면 바로 최근의 100인을 제시할 수 있습니다.

아리셉트 단독으로 싸웠던 그 시절에는 아주 유효했던 증례는 대개 3퍼센트에 불과하였습니다. 이 비율로는 유효증례를 만들어 내기 위해서는 3000명 이상에게 처방하지 않으면 안됩니다. 그만큼 Kono 방법은 완성도가 높다고 할 수 있습니다. 결국 이 책은 출판사의 시리즈에서 튀어나와 단행본이 되었습니다. 너무나 독특해서입니다. 훌륭한 것이 아무리 열거되어 있더라도 환자는 치료되지 않습니다. 인지장애는 의외로 심오한 질환입니다.

그렇다 하더라도 가능한 한 알기 쉽게 설명하고, 의사가 졸더라도 환자를 오진하지 않고 치료할 수 있는 매뉴얼이 되도록 하였습니다. 이 생각이 초진세트에 다 들어가 있습니다. 너무나 바쁜 일본의 임상의가 스트레스 받지 않고, 인지장애를 보고자 하는 열망이 생기도록 책을 꾸미려고 노력하였습니다. 바로 이것이 현 시점에서 저의 베스트 답안입니다.

이 책의 출간이 생애 통산 50권이라는 새로운 목표로 향하는 출발선상에 놓여 있다고 생각합니다. 저는 앞으로 진단에 관한 책은 쓸 예정이 없습니다. 오로지 환자를 낫게 하는 책을 쓸 뿐입니다. 왜냐하면 저는 의사의 본분을 한시도 잊은 적이 없기 때문입니다. 개개의 환자에게도 〈다음번엔 꼭 힘내보죠!〉는 없습니다. 절대적으로 모든 환자를 낫게 하겠다는 제 기백이 전해지면 좋겠습니다. 이 한 권의 책이 〈운명적 만남〉이었다는 말을 들을 수 있다면 그 이상의 찬사는 없을 것 같습니다.

2013년 5월 1일
저자 씁니다.